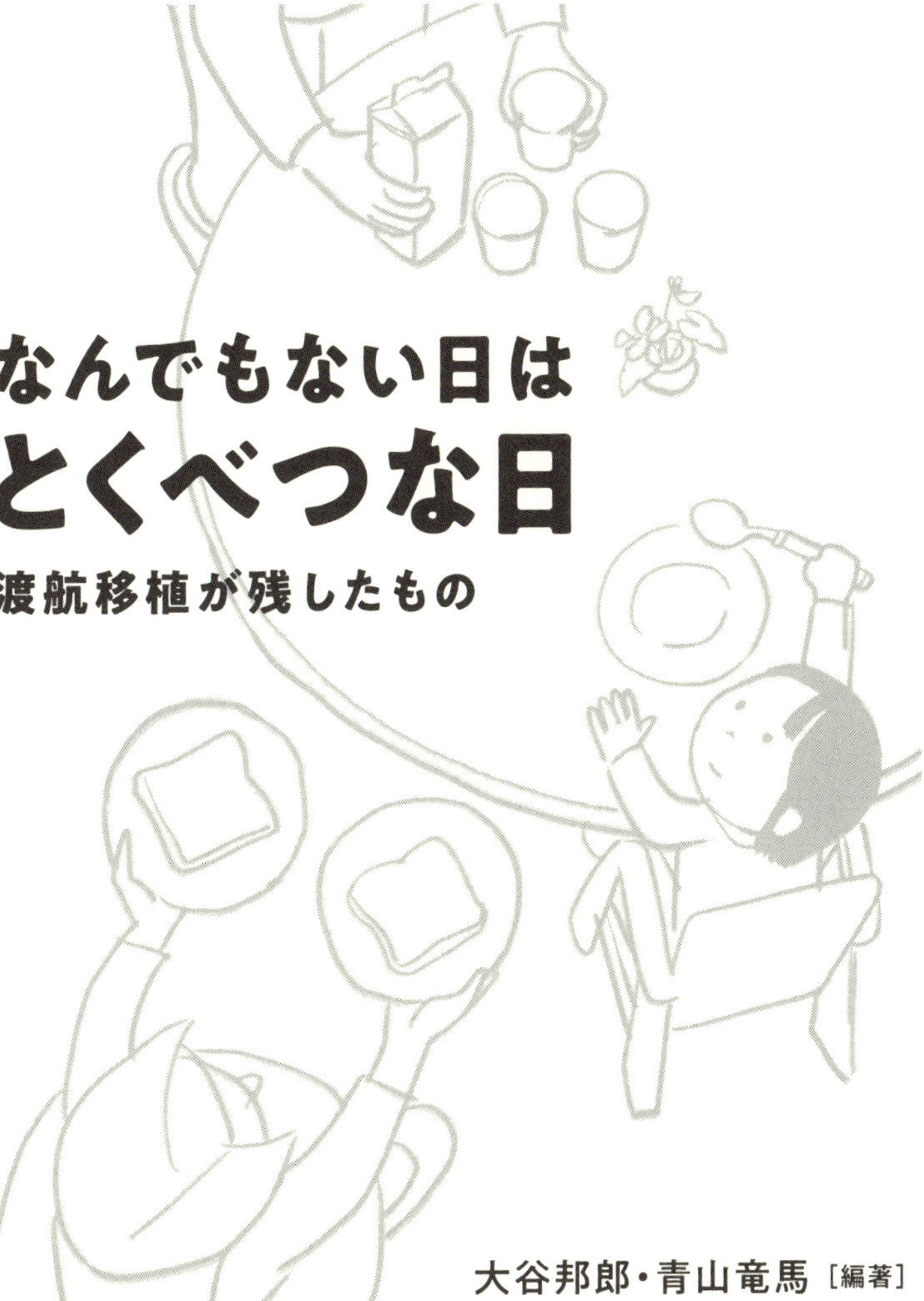

なんでもない日は とくべつな日

渡航移植が残したもの

大谷邦郎・青山竜馬［編著］

国際移植者組織
トリオ・ジャパン［協力］

We will never forget that
today is not just another day
but a special future
that someone wanted to live.

We promise you
that we will cherish every moment
of our daughter's life.

（ドナー家族に向けた感謝のメッセージの一文）

はじめに

企画・構成　**青山竜馬**

渡航移植には多くの人が関わります。つまり、多くの人の助けを必要とします。私たちの場合もそうでした。渡航移植にかかった莫大な費用は募金で集めていただきましたし、拡張型心筋症でひん死の娘・環がアメリカに行けたのは日本の医療スタッフの行き届いた管理のおかげでした。

渡航移植を経験した家族として言えるのは、今のやり方では渡航移植に関わるすべての人たちへ大きな負担をかけるということです。おそらくほとんどの人が「次はない」と思っているのではないでしょうか。私たち家族にしてもそうです。

日本でも、アメリカでも、「移植はゴールではない」「移植した臓器も15年から20年くらいしかもたないことがある」と告げられています。10年先、20年先であれば移植に代わる新しい治療法がひょっとするとでき、完治も可能かもしれません。そのようになることを心から願っています。しかし現状は、そうした時間を与えられない子どもたちが大勢います。子どものみならず大人も同様です（子どもにかぎっていえば、2018年5月末時点で心臓移植を待つ子ども（15歳未満）は43人、毎年50人前後があらたに移植を必要とする病状になっていると言われています。ところがこれまでに国内で移植できたのは30人ほどです）。

移植を必要とする子どもたちを一人でも多く救うためには、いったいどうしたらいいのでしょうか。それは、やはり国内で移植ができる状況を今以上につくるということしかありません。渡航移植は負担がとても大きいですし、ぼくら家族にとってあんなに難しい判断を迫られ苦しい思いをしたことはありませんでした。ぼくがこの本を書こうと思ったのは、そうした苦しかった思い、心の内を知ってもらうことで、この国の移植医療の現状について考えていただく機会になればと考えてのことでした。決して「ドナーになってください」ということを言いたいのではありません。

誰もがある日突然に「提供する側」「提供される側」になる可能性があり、それを自身のこと、自分の家族のこととして身近な人と話し合っておいてほしいと思います。

「国内での移植を」と繰り返し言うのは、渡航移植に対するきびしい目があるからです。世界的には、海外からの移植患者は受け入れない、また自国からもそうした患者を出さないというのが多くの国がとっている対応です。2008年に国際移植学会で決議された「イスタンブール宣言」をきっかけにそのような機運が高まったと聞いています。そして現在、私が一番懸念しているのはアメリカの動向です。これまで（イスタンブール宣言が出された後も）アメリカは、人道主義的な立場に基づいて、日本などの海外からの移植患者を一定の枠内で受け入れてくれていました。いわゆる「5パーセントルール」（たとえばある施設が前年に20件の心臓移植を行なっていた場合、次の年に海外からの患者を1人受け入れるというもの）です。そのルールが2012年になくなっていたというのです。理由はわかりません。2016年の9月にアメリカへ渡った私たちは、移植手術を受けることができました。

聞くところでは、アメリカでも海外からの患者を自国の患者と平等に扱うことに抵抗を覚える人たちが増えているそうですから、なんらかの思慮（5パーセントルールへの批判をかわすため）が働いたとも考えられます。今後さらなる動きもあるかもしれません。アメリカの門戸が閉まる——考えたくはありませんが、まったくありえないことではありません。

翻《ひるがえ》って、日本での募金も私たちの時は3億2千万円でしたが、イスタンブール宣言の少し前に渡米したご家族の場合1億から2億円です。渡航費の高騰にどこまで募金で対応し切れるのかたいへん気がかりです。家族のみならず、「救う会」の負担、プレッシャーはかなりのものです。

国内で移植を受けられれば当然医療保険でカバーされますし、親、兄弟、友人らからの助けも得られやすく安心でしょう。また何より渡航によるリスクを避けられます（医師からは飛行機の中でトラブルがあった場合は助けられないと告げられていました）。

世論調査をみるかぎり、移植医療に関心を示してくれている人が4割から6割もいらっしゃいます。しかし意思表示カードに記入している人は1割ちょっとです。私としてはこのギャップを埋めるために、自分ができることをこれからしていきたいと思います。いろんな人たちとの「対話」が必要なように考えています。移植を受けた家族の思い、渡航移植で経験した大変なことなどもすべて明らかにしたいです。そうすることで、いまの状況を少しずつでも変え、より良い未来にしていきたいと思っております。

＊

本書は、グットニュース情報発信塾の大谷邦郎さんより「君たちの物語は後に続く人たちのために、そしてこれからの環ちゃんのために記録として残しておくべきだ」との提案をいただいたのがきっかけで企画されました。国際移植者組織「トリオ・ジャパン」からも同様な後押しを受け、刊行に到ることができました。取材に協力をいただいた方々、出版に尽力いただいた方々に感謝いたします。ありがとうございました。

私たち家族は多くの方々に助けていただき、今日を生きることができています。この物語では紹介できませんでしたが、日本のみならず、遠くアメリカでも本当にたくさんのサポートをいただきました。改めて私たち家族を応援してくださったすべての方々にお礼を申し上げます。

ドナーとそのご家族への感謝は尽きません。今日というこの日、なんでもない日を、こうして家族で何事もなく無事に過ごせる幸せに感謝し、精一杯生きていくことを誓います。

本書について——今、書き留めておかねば

執筆・構成　**大谷邦郎**

実は、最初にお会いしたのは青山竜馬君ではありません。最初にお会いしたのは、この本の中でも紹介させていただいた「救う会」の大江俊輔君でした。知人からの紹介で「こうした活動をしている人がいる。会って、協力できることがあれば、協力してやってほしい」と言われたのがきっかけ。確か２０１６年の春のこと。

実際、大江君にお会いしてみると、熱くて誠実。さらに、どんな困難にでも立ち向かうんだろうなという勇気と気概《きがい》を感じました。そんな彼が助けてやってほしいと言うのであれば、助けなければならない人物にちがいないのだろうと、青山君に会う前にお手伝いすることを決めました。たぶんこうした熱意が、さらなる熱意を呼び、また次なる熱意を生んでいったのが今回の「たまきちゃんを救う会」の一連の活動に繋《つな》がったのでしょう。

私は、もともとテレビ局の報道記者。どんな発信の仕方をすればメディアが取り上げてくれるのか、そのツボは理解していたつもりでしたので、時折そうした観点でアドバイスをさせていただきました。時には青山君と一緒にラジオ局回りをしたこともあります。

その後、募金は無事目標金額に達し、渡航も決まって、手術も成功、そして帰国。青山ファミリーが待ちに待った「なんでもない日」がやってきました。その間、わずか1年のこと。まさに奇跡の連続のような1年でした。良かった、本当に良かった。救う会の皆さんの努力にも素直に頭が下がります。しかし……

本当に良かっただけで済ませていいのか？

そういう疑問ももちました。そこで、2017年の夏ごろ、青山君に「記憶がまだ鮮明なうちに書き留めておいたほうがいいのでは」という話をし、聞き起こすぐらいであれば僕がするよ、と始まったのがこの本です。

ですので、こうした本には珍しく、自叙の形ではありません。それだけに、ご家族自らが書かれる場合と違って熱量が少ないかもしれませんが、できるだけさまざまな方々にお話をうかがい、できるだけ俯瞰《ふかん》的に青山ファミリーに起こった出来事を書き留めたつもりです。それでも、青山君とおしゃべりをすると、「それはまだ聞いていなかった」だとか

「あぁ、そこのところはうまく表現できていない」などと反省や不満の山、山、山。

けれど、青山ファミリーと同じ決断をしなければならないかもと思い悩んでいるご家族の方々に、この本が一助となればうれしいですし、幸いにして家族は皆健康という方々にも、命の重みや、家族の絆《きずな》、友情の尊さ、さらに日本の移植医療の問題などにも思いを巡らせていただけたらうれしいなと思っています。

そして「なんでもない日」の素晴らしさを、この本を通して皆さまとともに分かち合うことができれば、このうえない喜びです。

なんでもない日は　とくべつな日

＊もくじ

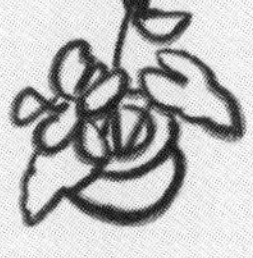

I　菫ちゃんの死からの決意

II

環ちゃんの命を救うために

III　たくさんの人に支えられて――なんでもない日が愛おしい

I

菫ちゃんの死からの決意

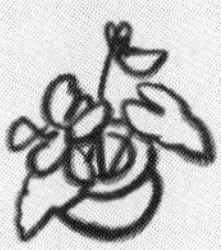

1
「名前」の力で繋がる

「私が、つけました」

そうお父さんは言いました。

その娘の名前は「環《たまき》」。このお話の主人公の一人です。

一人と書いたからには、主人公は複数います。環ちゃんのお父さんの竜馬さん、そしてお母さんの夏子さん。この三人が、このお話の主人公たちです。

と、こう書いたところで早速疑問が……

このお話の主人公たちは、決して、この三人だけではなさそうです。もちろん、環ちゃんを救ってくれた医療関係者の皆さんも、そう。募金活動に奔走《ほんそう》してくれた「救う会」の仲間たちも、そう。そして、その募金に応じ、実に3億円余りの寄付をしてくださった皆さんも、そうです。

実に多くの人々が繋がって、この物語に登場してくれます。そうした『人と人とを繋げる力』が、この環という名前には、運命的に備わっていたのではないかと、お父さんは今、思っているのです。

「長女の名前は菫《すみれ》。この菫をローマ字で書くと"Smile"、そう『笑顔』になる。それで、妻と以前からいいなぁと言ってたんですよね。一方、双子の姉が漢字一文字なら、妹も一文字がいいかと思って……。こっちは、僕が考えました。確かに姉の菫のような意味はなかったんですが、この『タ・マ・キ』という音が好き。古風な感じも、またいいな、と。

これは後付けなんですが、『環』という文字は環状線と使われるように『輪』の意味があって、あと『やわらかい』とか『人と人とを繋げる』という意味もあるんですよね。そういう意味からすると、環には、生まれながらにして、そういった『人と人とを繋げる力』が備わっていたのかもしれません。

本当にいろいろな人たちを、彼女は繋げてくれました。なんだか、すごいな。名前には力があるんですよね。確かに、彼女は、いや僕らもだけど、悪いことも、辛いこともたくさん経験しました。しかし、それと同じぐらい、数多くのいいことも経験してきたと思います。私たちは、本当に、多くの人々に支えられて、ここまできたと思います」

◘ ◘ ◘ ◘ ◘ ◘ ◘

そんな環ちゃん親子のお話に、しばらくお付き合いください。このお話を読んでいただき、感じていただき、そして知っていただければ、ほら、あなたとも、また繋がった。そうして新たに繋がった人と人との輪を、もっともっと大きくしていって、わが国の小児臓器移植の現状や環境を少しでも多くの方々に理解していただければと思います。

でも、そんなに堅苦しく身構えなくても大丈夫です。確かに悲しい話もありますが、それ以上のハッピーな気持ちを皆さんにお届けできればと思っていますから。

さぁ、多くの方々のインタビューで綴《つづ》る「環ちゃん物語」、いよいよスタートです。

2 待望の双子の赤ちゃん

皆さんは憶《おぼ》えておいでですか？

その年話題となった新語・流行語を決定する年末恒例の『ユーキャン新語・流行語大賞』（現代用語の基礎知識選）。この年は、なんと史上初めて四つも選ばれました。「今でしょ！」「じぇじぇじぇ」「倍返し」そして「お・も・て・な・し」

さて、いつのことだったのか？　正解は2013年、平成25年のことでした。

最初の三つはテレビから生まれた流行語でしたが、「お・も・て・な・し」は、東京五輪招致《しょうち》のプレゼンテーションでフリーアナウンサーの滝川クリステルさんが、日本の素晴らしさをPRする際に使った言葉。そうか⁉　この年に2020年の東京オリンピックの開催が決定したのですね。そこで、少なくともその2020年まではわが国の景気は良いだろうと、全国的に明るいムードに包まれた年でした。

青山竜馬・夏子夫妻にとっても、その2013年は明るい年になりました。なぜって、待望の赤ちゃんを授かったからです。

青山竜馬。1980年・昭和55年の5月25日、青森県は青森市で誕生します。両親はともに東京で出会いましたが、出産は母親の実家があった青森市。竜馬自身は、その後すくすくと育ち、小学校からずっとサッカーに明け暮れる毎日。大学でも「サッカー小僧」でした。ニックネームは幼いときから「竜馬」。今でこそ「最近興味あるのは、ダイエット」という通り、お腹回りの「肉」が少し気になりだしたということですが、学生時代はサッカーに、仲間との遊びにと活発な青春期を過ごします。

一方、夏子は、竜馬より一つ年下の1981年・昭和56年の7月生まれ。出身地は北海道の日高《ひだか》町です。中学時代こそテニス部に所属していましたが、運動部経験はそれだけ。趣味は「裁縫」。また、好きなことは「美味しいものを食べること」という通り、竜馬と異なるインドア派。自分自身でも自らを「淡泊な、さっぱりした性格」と評します。たとえるなら「動」の竜馬に、「静」の夏子という感じでしょうか。

とはいえ、決して特別な二人ではなくて、どこにでもいそうな若いカップル。決して鋼《はがね》の身体や、鉄の心をもっているわけなどありません。そんなごくごく普通の二人が結婚をしたのは2008年。二人は会社の同期でした。これまた、ごくごくよくある話。東京に本社がある大手の不動産会社に、竜馬は東北採用で、夏子は北海道採用で同時期に就職が決まります。そして二人が初めて出会ったのは、その会社の内定式でした。

夏子はこう話します。

「同期入社は大勢いましたが、東北ブロックと北海道ブロックで採用されたメンバーは皆仲が良かったですね。なんというか『北の意識』というのを共通して抱いていたのかもしれませんね」

――「北の意識」？

「反・東京！　東京の人って、なんだかいけすかないわよね、みたいな」

彼女はそう言って笑いました。

――では、竜馬の印象は？

「そうですね。第一印象は……内定者の一人というくらいで、あまり憶えていません」

ま、こうしたことって往々にしてあることですよね。そんな二人でしたが、二人とも最初の赴任地が東京だったのです。

「彼は設計のフロアで、私は営業総本部というフロアにいました。そうです。フロアは別々です。しかし、社食（社員食堂）があるので、皆そこに集まっていました。確かに、彼も東京なんだということは入社式後の辞令発令の際に知ってはいましたが、全然意識などはしませんでしたね」

――そのときの彼の印象は？

「チャラチャラしてるなぁ、と」

なるほど。確かに的を射ているかも。しかし、配属されたメンバーに新入社員があまりいなかったため、二人は仕事が終わった後に一緒に食事に行く機会が次第に増え、二人だけで会う機会が急速に増えていきます。実は、夏子がその会社にいたのは、わずか半年。「この会社は違う」と、あっという間に、転職していったからです。けれど二人は、その短い間に恋に落ち、そして瞬く間に愛を育み、夏子の表現では「トントン拍子に進んで」めでたくゴールイン。在職わずか半年であれば退職金などはほとんど出なかったでしょうが、その代わりに見事、生涯の伴侶を得たのです。

二人は当初新居を都内に構えます。でも、やはり都会の生活は忙しくあわただしい。どちらからともなく出てきたのが「もう少しゆっくりしたいね」という言葉。さらに「子どもつくりたいし」「今後の人生設計も考えなければ」と話し合っておりましたが、方向性が決まれば二人の行動は素早い。竜馬もその不動産会社を辞め、住宅メーカーに転職して、東京を後にします。

二人の新天地は夏子の実家のある北海道。新居は札幌に構えます。実は、この青山竜馬・夏子夫妻の相次ぐ転居が、後々二人を苦しめることになるのですが、もちろんこの時は知る由《よし》もありません。

◘ ◘ ◘ ◘ ◘ ◘

若い二人は新しい環境にもすぐ溶け込みましたが、肝心の赤ちゃんはなかなか授かりません。実は二人には、ひとつ懸念材料がありました。夏子には「子宮腺筋症《せんきんしょう》」があったからです。

これは、文字通り子宮の病気です。「子宮腺筋症」という言葉はご存じなくとも、たとえば「子宮内膜症《ないまくしょう》」というのは聞いたことがあるのでは？　子宮内膜とは、妊娠すれば赤ちゃんの「ベッド」となる部分のことで、本来は子宮の内面を覆《おお》っているものですが、この子宮内膜が子宮の内面以外にできることを子宮内膜症といいます。そして、特に子宮の筋肉の中にできるものを「子宮腺筋症」と呼ぶのです。

この「子宮腺筋症」は、時に不妊の原因にもなるといわれ、実際、一度夏子は「初期流産」を経験しています。それだけに夫婦は気を揉《も》んでいましたが、結婚5年後に待ちに待った妊娠の報《しら》せが届きました。

それも、なんと双子というではありませんか。二人は大いに喜びました。喜んだはずです。

――喜びましたよね？

「双子と初めて聞いたのは、内診の際で、私、カーテン越しに『えっ！』と言っちゃいました」

と、夏子ママ。一方、竜馬パパはといえば、

「わぁ！　双子か⁉　金がかかるな～と思いました」

まぁまぁ、実際のところは、そんなものかもしれません。しかし、二人とも、当時を笑顔で振り返ります。間違いなく、二人にとってこの時期は幸せだったにちがいないからです。

さて、双子とわかってからは、夏子ママは、早めに札幌市内の大きな病院に入院し、完

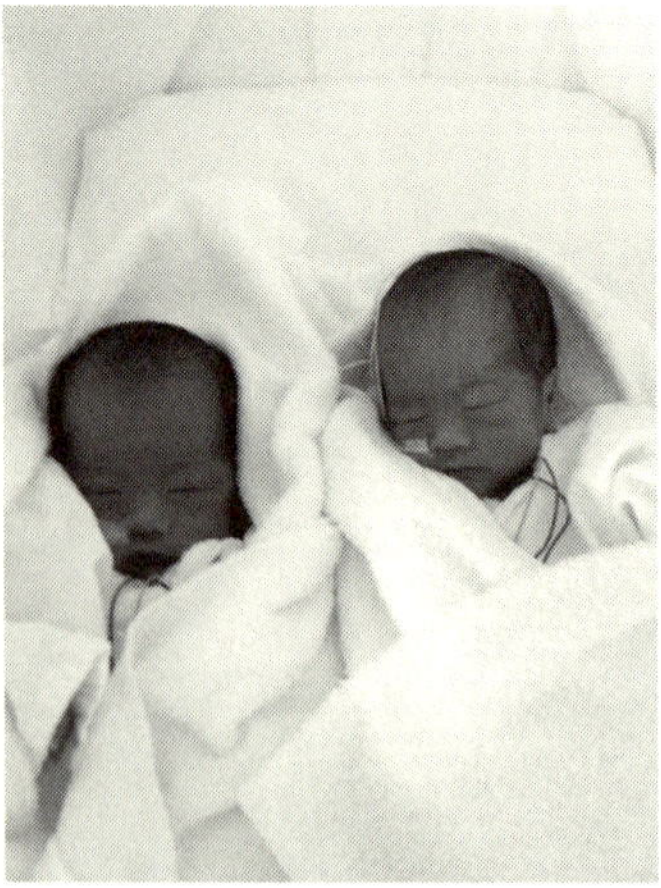

誕生（左が環ちゃん、右が菫ちゃん：2013年11月）

全に管理された状態でお腹の赤ちゃんたちの成長を見守ります。

「妊娠6、7か月の頃でした。管理入院と言うそうですね。基本、私はベッドの上で生活するんです。もちろん検査も受けましたが、お腹をエコーで見るかぎりは、とりたてて何も指摘はされませんでしたね。

お腹の中での成長は、小さめで経過していましたけれど、どこも異常はありませんでした。当時は同じ病院に8組も双子の赤ちゃんを出産する予定のママがいて、話も合うし、快適で、穏やかで、私はただただ太るだけという生活でしたね」

一方、竜馬パパは、当時をこう振り返ります。

「夏子は、『今、お腹を蹴《け》った』などと言い、そのお腹はどんどん大きくなっていくし、本当にそのときは幸せでしたね」

しかし、その幸せに、次第に暗雲が立ちこめます。

「毎日、朝と夕方30分程度ですが、私のお腹にベルト状の検査機器を取り付けて、お腹の中の赤ちゃんの心拍数を測るんですね。その結果を見ると、赤ちゃんの心拍が弱っているのがわかったんです。それで、お医者さまから『赤ちゃんがしんどそうなので、出したほうがいいね』と言われて、緊急帝王切開《ていおうせっかい》をすることになったんです。２０１３年11月12日のことです」

——それは、妊娠後どのくらい経ったことになるんですか？

「8か月。32週目です。肺ができるのは34週だそうですが、呼吸の補助さえすれば大丈夫だからと言われました。お姉ちゃんのほうは、取り上げられた際、小さく産声を上げたそうです。一方、たまちゃんは心拍がもう微弱で。へその緒が絡《から》まっていたようです。だから、取り上げられた際にも泣かなかったようです。

『ようです』というのは、そのとき全身麻酔の私はすべてを後から聞かされたのです。なので私は事態の深刻さをあまり理解できていませんでしたが、竜馬と母からは『まずい状態だった』と言われ、『まずは、最初の3日間はがんばってもらわないと』と子どもたちに向かって言っていましたね」

――二人の体重は？

「姉が1164グラム、妹のほうは1426グラムでした。お姉ちゃんは順調で、心臓に関してもその時点では何も言われなかったですね」

――出産後、初めて二人に会ったのは？

「翌日です。一人一人、保育器に入れてもらっていました。この保育器というのは、お母さんのお腹の中に近い環境だそうです。二人とも予定より早く生まれたので、本当に小っちゃかったけれど、こうやって医療の力を借りて、さらに看護師さんもいろいろとフォローしてくださり、決して後ろ向きなことは言われないし、また、子どもたちもがんばっているし、早く一緒に帰りたいなと思いましたね」

懸念された最初の3日間も無事過ぎ、夏子ママも産後1週間で退院。子どもたちにも名前が付きました。姉は「菫」、そして妹は「環」。その二人のために、毎日3時間おきに搾《さく》乳《にゅう》をしてその母乳をパックに入れ、病院に届けるのがママの日課になります。その生活が2か月間続きますが、夏子ママは、当時をこう振り返りました。

「毎日成長を感じました。菫も環も順調に育っているなぁと思いましたね」

その二人が退院してくるのは、年も改まって2014年1月末。そう、ソチオリンピック・フィギュアスケート男子シングルで、あの羽生結弦選手がアジア人初の金メダルを獲得し、日本中が沸いていたあの頃でした。しかし青山夫妻にとって、この2014年が「怒濤《どとう》の年」になるとは、この時点までは、その予感すらまったくなかったのでした。

3 ただの「風邪」だったはずなのに……

未熟児として生まれた双子の姉妹・菫ちゃんと環ちゃん。さすがに誕生後2か月程度は入院せざるをえませんでしたが、2014年の5月には夏子ママの実家に連れて帰ることができました。この時点までは、二人になんら異常は見受けられなかったからです。それどころか、夏子ママにとっては本当に充実の日々だったのです。

——退院の日のこと憶えていますか？

「もう、てんやわんやでしたね。竜馬が病院には来てくれたんですが、退院して家に一緒に帰ると、すぐに仕事に戻っちゃったんです。

その後はもう大変。一人泣くと、もう一人も泣く。一人をバウンサーに乗せ、私の足でそれをゆらゆらさせながら、その間にもう一人に哺乳瓶でミルクをやる。でも、まだ吸啜《きゅうてつ》力《りょく》がないから、なかなか飲まないんですよね。

そのときの気持ちですか？　もう笑うしかない、といった感じでしたね。本当にやせるなぁって。大変でした。でも、生き生きとした大変さだったと思います」

「生き生きとした大変さ」

新米ママの喜びや充実感がひしひしと伝わってくる言葉です。しかし、退院から1か月経った頃から、そんな小さな姉妹に、なんともいえない不安の影が見え隠れし始めたのでした。

「今、思い返せば、最初の異変は月1回のフォローアップ外来での最初の診察のときだったかと。先生から『ちゃんとミルク、飲ませてる？』と聞かれたんです。この頃って、1日の体重の増える量は30グラムが適正なんだそうです。しかし、すみれちゃんの体重は1日10グラムから15グラム程度しか増えていませんでした。

それで『母乳、出てる？』とも聞かれて『スケールを借りて、毎日どれだけミルクを飲んでいるか測ってみてね』とも言われましたね。でも結果は、元気な赤ちゃんほどは飲み切れてはいなかったけれど、問題ない程度には飲ませていました。

そこで、先生からも『この子は、ミルクはあまり飲まないけれど、離乳食をよく食べる子なんだろうね』『小食の赤ちゃんもいるしね』と、心配するようなことは言われませんでしたね。もちろんそこで、心臓にエコーを当てるということもなかったです」

結局、外来での診察は、首が座ってきたかなどの外見的なチェックにとどまり、何か内科的な問題点を指摘されるということはありませんでした。

夏子ママも
「小っちゃく生まれたから、成長もゆっくりなのかな。そうなんだろなと、別に疑いはなかったですね。ただ……」

――ただ、何ですか？

「ただ、二人を見ていて気付いたんですが、たまちゃんは次第に寝返りができるようになりました。しかし、お姉ちゃんのほうは、寝返りを打とうとして反り返《そ》ろうとするんですが、反りきれない。たまちゃんがコロコロ転がっているのを横目で見ている感じでしたね。一卵性の双子でも、成長には差があるのかな思っていました」

――出産の際には心配された環ちゃんですが、その頃には反対にお姉ちゃんより元気だったのですね？

「そうですね。今、思えば病気の進行速度に差があったんでしょうね。そして、その頃もう一つ気になったのが呼吸の速さです。二人の呼吸の回数が違ったんです。二人とも横になって寝ていると胸の動きがよくわかるんですが、お姉ちゃんのほうが妹より倍速いんですね。ハッハッハッという感じでした。こんなにも違うものかと思いましたね」

——それは定期健診の際、お医者さんにもおっしゃったんですか？

「はい。外来で言いました。けれど、特に問題視はされませんでしたね」

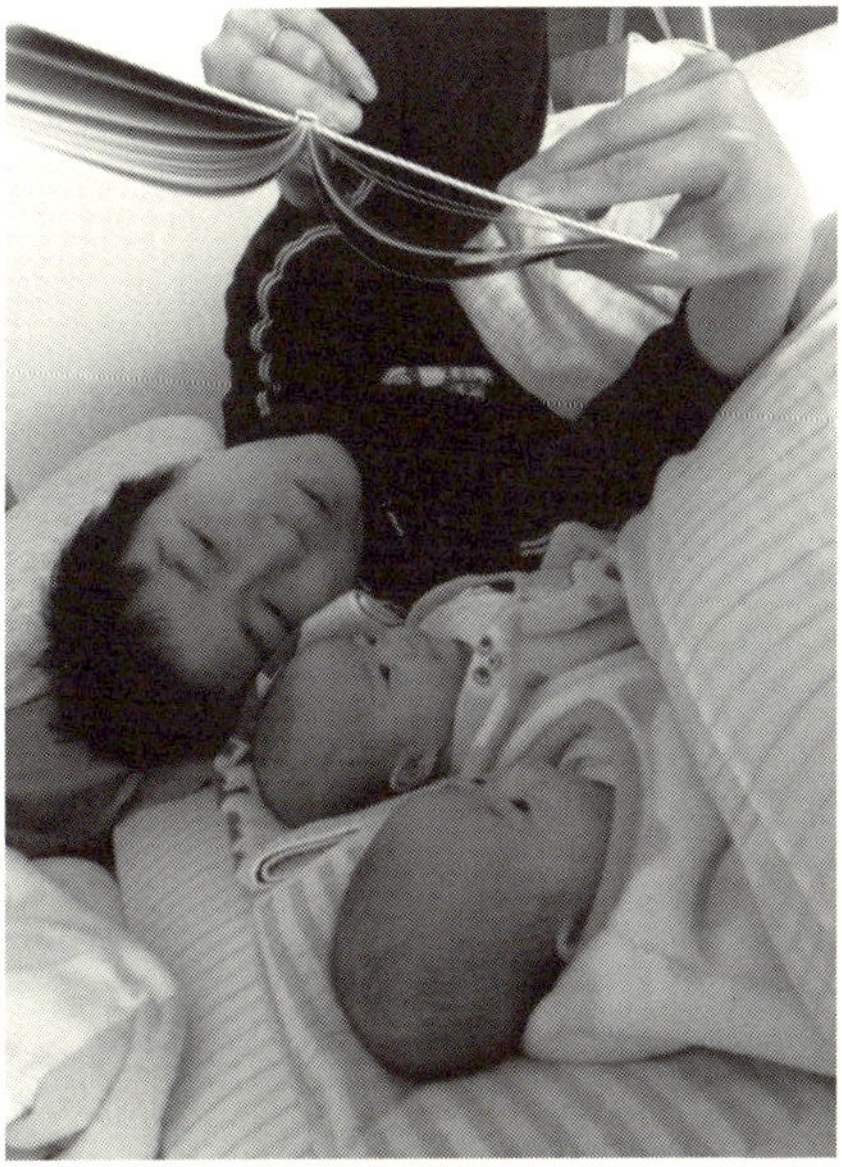

2人に絵本を読み聞かせる竜馬パパ
（手前が環ちゃん、隣が菫ちゃん：2014年3月）

しかし、それは実は大きな兆候だったのです。たぶんそれは「心不全《しんふぜん》」の症状。肺に水が溜《た》まっている状況で、姉の菫ちゃんは、水の中にいるわけではありませんが、彼女の肺は「溺《おぼ》れている」ような状態だったにちがいありません。もしこの時点で誰か気付いていたら、誰かが声をあげていたら。しかし結局はその時点では誰も何も手を差し伸べてはくれなかったのです。

「やっぱり呼吸が速いなぁと気になって実家に帰っていたんです。確か6月過ぎかな。お姉ちゃんのほうがぐったりしてきて、ミルクもケポッと吐《は》く感じじゃなく、飲んだミルクが全部出てくるくらい吐いて、これはちょっとおかしいと思って、病院に行こうと思ったんですが、私の実家がある町には総合病院のようなところはなくて、富良野《ふらの》の病院に1時間程度かけて行きました」

――そこは、初めての病院だったんですか？

「そうです。初めて診《み》てもらいました。そこでレントゲンを撮ってもらったんですが、結果、胸は真っ白でした。それを見た先生は『風邪《かぜ》をこじらせちゃったんじゃないかな』と。当時の私は、そうかなと思ったんですが、今ならわかります。白かったのは、肺じゃない。心臓が肥大し過ぎて白かったんです。けれど、その先生には心臓には目がいかなかった。ただ肺を見て『風邪をこじらせちゃったんじゃないかな』と言ったんです」

◘ ◘ ◘ ◘ ◘ ◘ ◘

この病院に関しては竜馬パパも、大いに語るのですが、その内容は後ほどお伝えするとして、気になる姉・菫ちゃんの容体について引き続き夏子ママの話を聴いていきましょう。

「富良野の病院で、風邪と言われた後そのまま実家に帰ったんですが、やっぱりおかしいと。そこで、出産の際にお世話になった札幌の病院に電話をして診てもらいたいとお願いしました。そして、できれば彼女たちが生まれた直後に診てくださったNICU（新生児集中治療室）の先生に診てもらいたいと伝えたんですけど、病院ってどこもそうなのかはわかりませんが、外来は外来の先生と決まっているようで、まずは外来の先生に診てもらってくださいと言われました。

じゃあ、それでもいいです、と翌日この札幌の病院に行くことになったんです。しかし、その病院に向かう途中でも吐くし、診察の最中に先生の前でも吐きました。でも『風邪が悪化しているね』という感じで、吸入をしたり、気管を拡張するテープを貼《は》るだとかはしてくれましたが、『これで様子をみて、二、三日経っても容体が変わらなかったらもう一度来てください』と言われて、結局、そのまま帰らされました」

一方、竜馬パパにもお話をうかがいましたが、竜馬パパも、当時は菫ちゃんの症状をこう思っていたのです。

「風邪だと思っていました。風邪だと。実際、病院でもそう言われましたし。しかし、なかなか回復しないので、何回か病院通いを繰り返したんですが、その都度『もうしばらく様子をみましょう』と言われて。はい。二人が誕生した札幌市内の大きな病院です。その間、環は実家で預かってもらっていました。

ある日、姉の菫は依然として手足は冷たいし、ハァハァ、ゼーゼーしているし、ミルクは飲まないし、冷や汗みたいなものをかいているしと、それでまたその札幌市内の大病院に菫を夏子が連れて行ったんです。しかし、結局『もうしばらく様子をみましょう』と言われたと夏子から僕の携帯に連絡があったものですから、さすがにこれはおかしいぞと思って、夏子に『確か、家の前に小さなクリニックがあったはずだ。そこに連れて行ってはどうだ？』と伝えたんです」

そのパパの言葉に従って、夏子ママはその小さな診療所に菫ちゃんを連れていきます。しかしその時点で、菫ちゃんはすでにぐったりしていて、冷や汗をかいている感じだったといいます。

「その診療所は初めて訪ねたので、当然先生に診てもらうのも初めてだったんですが、こう言われたんです。『この子の経歴がわからないからなんとも言えないんだけど、もし心臓に疾患があれば、こういう状態になることもありえます。けれど、大きな病院で診てもらっているし、そこの先生が風邪だと言っているなら、そっちのほうで引き続き診てもらったらいいいんじゃないですか』って。私としたら、あぁそうですか、としか言えませんでした」

誰であっても、そうとしか言えなかったでしょう。ところで、ここで初めて「心臓に疾患」という言葉が出てきたのですが、結局は、そのまま菫ちゃんを連れて帰ることになります。

しかし……

「その2日後に、機嫌が悪いというか、もう泣く力もあまりなかったので小っちゃい声で、それでも、これまでに比べるとまるで火が付いたように泣いたんです。眠いのかな？

それでぐずって泣いているのかなと思って、いったん抱っこして、そしてベッドに置いたら、瞳孔《どうこう》が揺れて、そのまま意識がなくなったんです。

その日はたまたま竜馬が家に帰って来ていて、お昼ご飯を食べた後『もう職場に戻るわ』と言って家を出たところで、まだ駐車場にいたので、戻って来てと慌てて声を掛け、急いで救急車を呼んだんです」

想像してみてください。風邪、風邪と言われ続けてきた幼子が、突然意識を失う。そのときの両親の驚き、不安、恐怖。たぶん、われわれが想像する以上の衝撃だったかと思います。

その当時のことを思い出しながら話す夏子ママの声は次第に小さくなっていきました。

「病院に運ばれて3時間くらい経ったところで、菫は蘇生《そせい》して、意識は戻ったんですが、先生からは『ちょっと厳しいかな』という話になりました。でもね、その後はよくがんばったんですよ。特に昼間、面会しているときはよくなるんですよ。おもちゃを振れば、こっちも向いたし、意識はありました。また、ちょっとずつおしっこも出てきていて、いい方向かなと。

先生からも、『次の日には、鼻からチューブでミルクを入れられるかもしれないね』と言われ、じゃあ明日、持ってきますねと答えたんです。それで先生からは『お父さん、お母さんは、いったん家に帰ってお風呂でも入っておいでよ』とも言われたんですよ。それまでは病院の仮眠室で眠らせてもらっていましたからね」

その言葉に従って竜馬パパと夏子ママはいったん自宅に帰りました。しかし、最悪の事態が突然やってきたのです。それは、帰宅したその日の夜中でした。病院から「血圧が下がって、まずい状態になった」と呼び出されます。そして二人が病室に駆けつけると、すでに菫ちゃんは、救命担当の医師から「延命措置」を受けている状態だったのです。

夏子ママは、そのときの気持ちをこう振り返ります。

「とにかく、自分の力じゃどうにもならないので、ただ祈るしかありませんでした。う～ん、なんだろう。う～ん、なんでだろうと思いました」

そんな彼女に、さらに辛い質問を重ねました。

――夜中の2時か3時だったのですよね、最期のお別れの宣告を受けたのは。その際、どんな想いが廻ったのですか。

「う～ん　う～ん　う～ん」

――どうでしたか？

今一度聞きました。

夏子ママは、しばらく沈黙を続けた後、一つ息を吸って、こう答えてくれました。

「ごめんね……私は、その時、そう言ったと思います」

「ごめんね」そう言わなければならないのは決してあなたではない。そう思いませんか？

皆さんはどう感じられたでしょうか。

しかし、こちらもごめんなさい。辛いことを思い出させて。

ところで、一方、竜馬パパです。

彼は、こんな視点で、この辛い経験を語るのです。

「憶えています。一番初めに診てもらった病院は、富良野でした。観光客は多いけれど、過疎の地域で。その病院も、決まったお医者さんが常駐しているわけではなく、ほかの病院からお医者さんが交替で来るようなところでした。

そこでレントゲンを撮ってもらったんですが、結局は、そこでも風邪と言われました。でも、そのレントゲン写真を今見ると、やっぱり、心臓が体の割に大きいんです。今の僕ならわかりますよ、これはおかしいと。なぜ、それを医師は風邪と判断したんだと思いますよね。でもね……」

ここでいったん竜馬パパは、言葉を切りました。そして、一息ついてから、こう続けたのです。

「でもね。これが日本の医療の現状なんですよね。確かに阪大病院（大阪大学医学部附属病院）は先生の人数も多いし、質も高い。しかし、その一方で、お医者さんがいない街もあるし、この富良野の病院みたいに医師が出張で交替でやってくる町もある。

正直思いますよね。菫や環が、もし、大阪で生まれていたら、異なる結果になっていたにちがいないとね。大阪の人はラッキーですよ。これほどの医療機関がすぐそばにあるんですから。しかし、北海道は違った。日本の医療の地域格差は、それほどひどいんですよ。

確かに、環は助かりました。けれど、だからといって『良かったですね』『はい！　ありがとう』では、済まされない、終われないんですよ。長女・菫の死という、こうした辛い経験があるから。都会だけじゃない、地方も田舎も、すべてが良くなる社会にしていかねばならないと思うんですよ」

重い言葉。そして熱い想い。この二つの「ＯＭＯＩ」があったからこそ、この本が生まれたといっても過言ではありません。

ところで、この菫ちゃんとの突然の別れは、もちろん、大きな悲しみを竜馬パパ・夏子ママに与えたわけですが、実は、彼女の死は、次なる命、そう環ちゃんの命を救う「啓《けい》示《じ》」でもあったのです。

4 菫ちゃんの死が教えてくれた

カルテに書かれた文字に愕然

インタビューに答える竜馬パパの前にはファイルが置かれていました。

――それは？

「カルテです。姉の菫の」

――カルテ？

「そうです。菫が亡くなったその翌日か、その翌々日に病院の受付に行ってカルテの開示を求めました。本来なら医療事故の際などに弁護士がやるようなことなんですが、開示を求める権利は、当然、僕らにもあるのですから……」

ファイルの厚さは、7、8センチはあるでしょうか？　最近になってようやく整理をして、改めて目を通してみたというカルテの文字通りの「束《たば》」を、パラパラとめくりながら竜馬パパは話し始めました。

「最初はナースの方に聞いたのかな。すると、事務の人に聞いてくださいって。そして、事務所に行って、カルテを見せてくださいと言うと、ザワザワした雰囲気になって。『なぜ開示を求めるのですか？』と反対に聞かれました。そこで、訴えるつもりなどはありませんが、やっぱり、なぜ娘が亡くなったかを知りたいから、と答えたと思います。しばらくは役所のようにたらい回しにされましたが、最後は偉そうな人が出てきて、分厚い紙の束をもらいました。それが、これです。もらったとはいうものの、コピー代は支払いましたよ。2万円程度かかったかな」

その当時は、しばらくそのカルテの束を見直す暇などありませんでしたが、ここに来て、ようやく見てみようかという余裕ができたことから、新たにきれいにファイルされたのです。

そして、竜馬パパは、そこにこんな文言を発見し、唖然《あぜん》としたのです。

『拡張型心筋症《かくちょうがたしんきんしょう》の疑いあり』、その記述があったのです。そう言ってくださっていた先

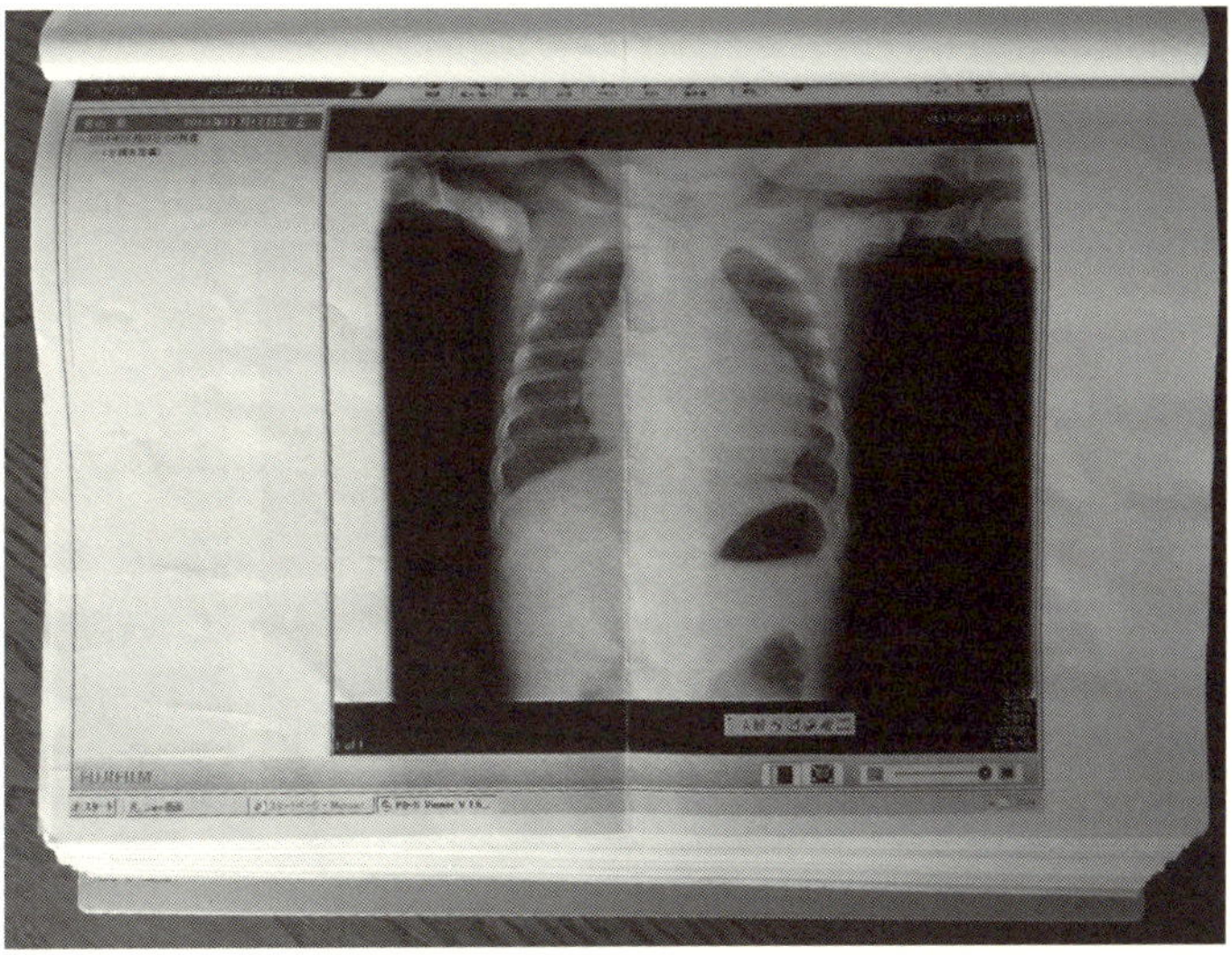

菫のレントゲン写真（2014年6月9日）

生もおられたんですね。しかし、それが菫を診ていてくれた医師団全体の意思にはならなかった。それが残念でなりません。彼女は、『風邪、風邪』と言われ、結局、そのまま亡くなった。

死因は『急性心不全』。これは便利な言葉だと思います。『急性心不全』。本当の原因はほかにもあったかもしれないのに、この言葉一つで片付けられてしまう。そういう人たちって、世の中にごまんとおられると思いますよ」

このお話をうかがったのは、2017年の夏。長女・菫ちゃんの四回忌を終えた直後でした。竜馬パパは続けます。

「四回忌が過ぎたとはいえ、いまだに

悲しい。『時が解決してくれる』というが、時は決して解決してくれません。これからも、こうした想いをずっと背負っていくのだと思います。悔しいというか。そういう呪縛《じゅばく》から、僕は解かれることはないと思いますね。そういう想いを昇華させるため、僕は語っていかねばならないと思うのです」

双子の長女の死。それが、すべての始まりだったのです。

心臓はがんばる臓器。だからこそ……

姉の菫ちゃんの死因は「急性心不全」です。それ以外の何ものでもありません。だって、今から何も調べることができないのですから。しかし「拡張型心筋症」の疑いは十分あります。たぶん、そうにちがいない。

この拡張型心筋症とは、心臓の筋肉の収縮力が弱まり、心臓のポンプとしての機能が低下して、血液を十分に全身に送り出せなくなる病気です。原因は今のところわかっていません。進行していくと、動悸《どうき》・呼吸困難・不整脈《ふせいみゃく》、さらに心不全にも繋がる怖い病気です。

菫ちゃんに関しても、実際それを指摘していた医師もおられたことは、先ほど紹介した通りです。けれど、両親には、何も知らされなかった。そもそも両親は、そんな病気があることすら知らなかった。

医療知識がないのですから致し方ない。たぶんそれは普通のこと。何も責められない。でも、医師ならどうなの？　お医者さまであれば、それは見抜けたのではないですか？　親の立場であれば、誰もがそう思うはずです。

そこで、小児の心臓病に詳しい小児科医と外科医に、匿名《とくめい》ではありますがお話をうかがいました。

――本当に、拡張型心筋症というのは、そんなに見つけにくいものなんですか？

「う～ん。たぶん見慣れている医師でないと、わからないと思いますね」

そう、口火を切ったのは外科の医師です。一方、小児科医の医師も、こう言います。

「確かに勘《かん》のいい医者であれば、何か変だなと思うときはあるかとは思いますね。この子、何か息が速いなであるとか、この子、何か汗をジットリかいているなとか、心不全の症状がわかるかもしれません。しかし、乳児の診断で、たぶんその子はほとんど泣いているような状態で、それを見極めるのは難しいことでしょうね。たまたま心臓を専門にしている先生が、たまたま健診をしていたら、たまたま運よく見つかるかも、といった程度ですね」

確かに、この拡張型心筋症の発症率は5万人に1人であるとか10万人に1人といわれています。小児の循環器を専門にしている先生であっても、重症の患者に出会うのは、10年に一度あるかどうかという程度といいます。

さらに、心臓というのは先生方の言葉を借りれば「がんばる臓器」なので、誰が見てもわかる症状が出てくるのは、心臓がかなり機能を落としてからになるそうです。

小児科の先生はこう説明してくれました。

「特に拡張型心筋症というのは、心筋の収縮力が弱くなったのを、わざと心臓を大きくすることによってカバーして、アウトプットを維持しているんです。すなわち、心臓が大きくなることにより、小さい収縮でも心臓からの血液の排出量がさほど変わらないように心臓ががんばっている。結果を見るかぎりは、正常な状態と同じように血液を送り出している状況をつくっているんですね」

――拡張型の名の通り心臓が大きくなるといいますが、どれほど大きくなるのですか？

「正常な状態の200パーセントから300パーセントとまでは言いませんが、それぐらいは大きくなります」

——二倍から三倍近くも。そんなに。心臓のサイズが大きくなると聞くと、なんだか良いみたいですが、心臓そのものは反対に薄くペラペラになるわけですよね？

「そうです。筋肉が薄く伸ばされていくわけですから。そこまで大きくなれば、それは、ギリギリの状態であり、余備力がない状態なんです。さらに、大きくなるとはいえ、胸の大きさが決まっているわけですから、ある程度は大きくなれても際限なくは大きくなれないんです。そこでも限界があるということですね」

そして、さらにこの拡張型心筋症が怖いのは、急に症状が悪化することがある点です。

「多くの場合、風邪などの感染症をキッカケにぐっと悪くなって、不幸にしてそのまま亡くなられたというお子さんも多いです。ですから、原因がわからずに、突然死という形でお子さんを失っておられる方は今でも大勢おられると思いますね」

「たとえば、突然死や不明死といわれるお子さん全員を解剖《かいぼう》してみれば、この拡張型心筋症だったという例はいくつも見つかってくると思いますね」

まさに菫ちゃんの死は、その可能性が高そうです。では、一卵性双生児である環ちゃんは？　すべてが、その疑問からスタートしたのです。青山ファミリーにさらなる不幸を招かないようにと、姉・菫ちゃんの死が、大きな警鐘《けいしょう》を鳴らし始めたのです。

Ⅱ

環ちゃんの命を救うために

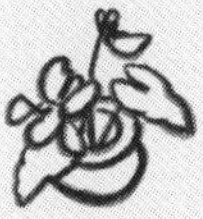

5
悲しみのなか緊急入院、緊急手術、そして渡航決意

菫ちゃんの死の次は……


2013年6月30日午前2時50分。青山菫、逝去。

生後わずか270日でのお別れです。


竜馬パパに、こんな酷《こく》な質問をしました。

——その日のことを憶えていますか?

「亡くなったのは、まだ夜。その後、ずっと起きていたんですが、今もあの日迎えた朝の景色のことは鮮明に思い出します。僕らにとっては大切な人が亡くなったにもかかわら

ず、朝が来ると車は普通に走り出して、通勤する人たちの姿も見え始め、諸行無常《しょぎょうむじょう》というか、世間はそれでも動いていくんだなと感じました。今もあの景色のことは、よく憶えていますね」

――しばらくは菫ちゃんと一緒に過ごされたのですか？

「いえ、死亡宣告を受けてしばらく経ってからだったかと思いますが、先生から病理解剖をしませんか、という話になったんです。

僕は、なんで菫が亡くなったのか、何と闘って亡くなったのかを知りたかったのですぐにでもお願いをしたかったのですが、夏子がね『嫌だ。それはしたくない』と言ったんです。しかし、先生が『環ちゃんのこともあるから』といったニュアンスのことをおっしゃったので、彼女も承諾してくれて病理解剖に出しました。僕は『今後研究のために役立ててください』という書面にサインもしました。

解剖ですから、メスを入れて、胸を開いて、心臓を取り出すわけですよね。その結果が出てきたのは2か月ほど後のことで、結局、詳しいことはわからなかったのですが、この病理解剖ということが、僕らにとって心臓移植を考える最初のきっかけだったと今は思えますね」

その病理解剖の間に、パパとママたちはＮＩＣＵの先生方に「お世話になりました。残念な結果になりました」と挨拶に回りました。そこで、こう言われたのです。

「環ちゃんも一卵性双生児だから急いで検査したほうがいいよ、心配だから」

そう言われたときの夏子ママの気持ちです。

「すみちゃんになぜ突然死が訪れたの？　なんでだろう、なんでだろうと思っていたんですが、次はたまちゃん⁉　これはマズイなと、すぐに頭が切り替わりましたね。菫の死に、泣き崩れている暇はなかったです」

竜馬パパと夏子ママは菫ちゃんを最後のお風呂に入れ、その後病理解剖のために手術室へ。しばらくした後、菫ちゃんは戻ってきました。胸はテープで止められていますが、傷跡が生々しく見えることなどはありませんでした。そして、二人は、彼女を連れて自宅へと戻るのです。

そのときの様子を竜馬パパが語ります。

「菫を抱っこしたまま帰りました」

——ご両親がそのまま連れて帰るんですか？

「そうです。抱っこしたままね。でも、病院内でも、病院を出ても、誰も気づきません。そのまま車に乗せ、自宅のあるマンションまで帰りましたね」

そして、その翌日。

そろそろお葬式の準備をと思っていた二人のもとに、電話が入ります。昨日までいた札幌の病院のＮＩＣＵの医師からでした。

「急いで血液検査をしてほしいので、環ちゃんを連れてきてほしい」

と言うのです。

その時、環ちゃんは夏子ママの実家に預けられていましたから、実家に迎えに行かねばなりませんし、葬儀の準備も進めねばならない。そして、さらに環ちゃんを今度は病院に連れて行かねばならないと、もうバタバタ。

眠る暇など本当にありません。パパもママも二人とも、この当時のことを、あまりに慌ただしすぎて憶えていない、わからないと言うほどです。しかし、なんとかその日のうちに環ちゃんを病院に連れて行き、ＢＮＰと呼ばれる血液検査をすることになります。これは、心臓への負担の程度を、大まかではありますが知ることのできる検査です。

その値が、竜馬パパの言葉を借りれば「ぶっ飛んでいた」のです。そこで、すぐ入院をとなりますが、菫ちゃんのお通夜・お葬式を控えていたので、まずはそれらを済ませてから。その検査から1週間後の7月7日に、環ちゃんは、自分が生まれた病院にまた入院することになるのです。

なんとも慌ただしい。菫ちゃんが亡くなったのが6月30日。環ちゃんが検査を受けたのが7月1日。菫ちゃんの通夜とお葬式が7月3日、4日。そして7日に環ちゃん入院。まさに怒濤の1週間だったのです。

「入院して初めて、小児循環器の先生にお会いしました。そして、その先生にまずこう言われたんです。『拡張型心筋症ですね。僕はこの病気の子を初めて見た。でも、この病気は完治《かんち》・根治《こんち》しないよ。行き付く先は現状の医療では移植しかない病気だよ』って」

——そう言われた時、竜馬パパはどう思われたんですか？

「あぁ、そうなんだ、と。そう冷静に受け入れられたのは、菫が亡くなった後に、そうじゃないかと思って調べ始めていましたからね」

——それにしても、口の悪い先生ですよね。

「先生はこうも言いました。『菫ちゃん、お姉ちゃんのことはよくわからないし、もう気にしていられない』と」

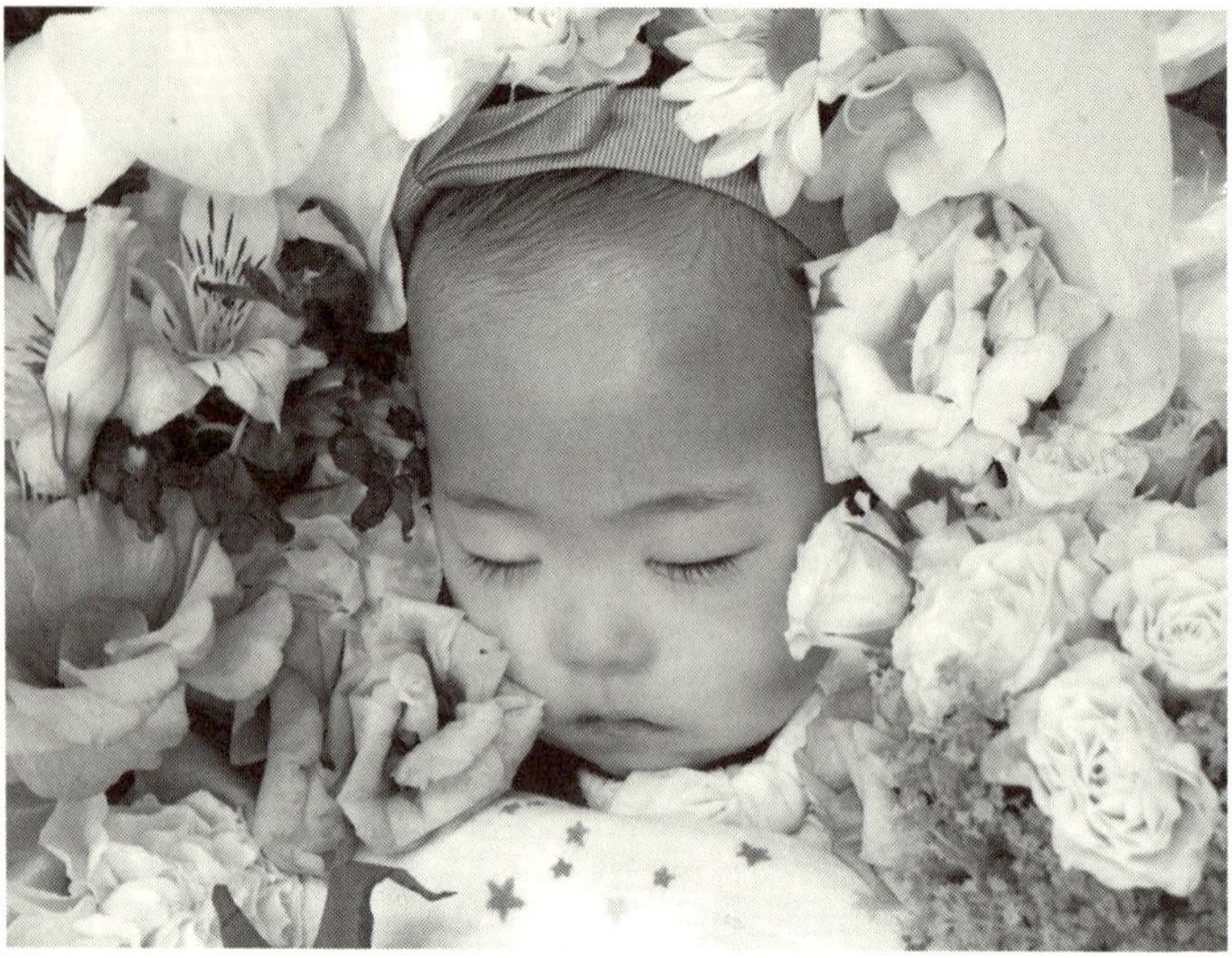

菫の葬儀（2014年7月2日）

――お姉ちゃんのことは気にしていられないと、言ったんですか？

「そうです。たぶんそのようなニュアンスだったかと。でもその後に『お姉ちゃんのことは気にしていられない。僕は環ちゃんを助けたいんだ』とも言ってくれました。この病気を初めて見たという言葉も、僕には、あぁそうなんだという程度で、反対に明確に言ってくださったからこそ信頼感は増しましたし、移植に向けて、僕らに覚悟を固めさせ背中を押してくれたことの一つだと思いますね」

大阪に行きたい！

入院後には投薬による治療がスタートします。

その薬はレニベース®（一般名エナラプリル）と呼ばれるものです。この薬により、血管を広げ血圧を下げて、心臓を楽にさせることが狙いです。とりあえずは、これだけ。心臓に負担をかけない、休ませるということが最も重要なのですから。

一方、拡張型心筋症の薬としてもう一つ「ベータブロッカー」というものもあります。これは脳から心臓に働けという信号を送るホルモンを遮断《しゃだん》するもので、心臓の働きを一時衰えさせることにより、心臓を休ませようというものです。しかし、心臓機能のレベルダウンが一時ではなく、そのまま悪化してしまうリスクもあるということで、この病院ではベータブロッカーの投薬に踏み切ることはありませんでした。万一のことが起こったときに、対応できる設備もないし、スタッフもいないというのがその理由のようでした。

そこで、病院側の勧めもあってさらに大きな病院、北海道内の大学病院に7月末に転院しますが、結局ここでもそうしたリスクのある治療に踏み切ってもらえることはありませんでした。しかし、その頃は環ちゃんの病状は悪くはなく、たまには外泊の許可も下りて自宅で過ごすこともありました。

ちょうどその頃、こんなニュースを竜馬パパは目にします。大阪大学が医療機器メーカーや医薬品メーカーと共同で開発してきた「ハートシート®（ヒト（自己）骨格筋由来細胞シートのこと）」と呼ばれる重症心不全患者用の新しい医療手法に実用の目途がたってきたというものでした。このニュースを見た竜馬パパは早速担当医に訴えます。

「阪大に行きたい」と。

「そのときはできれば移植手術はしたくないと思っていましたので、治験《ちけん》でも何でもいいので、そうした治療を受けたいと。もう藁《わら》にもすがるような思いでしたね」

幸い阪大とはスムーズにコンタクトが取れ、早速担当医が、大阪から北海道まで面談に来ることになります。その席で竜馬パパは「手術ではなく、再生医療で治したい」と頼みますが、答えはこうでした。

「確かに今はいいニュースばかり出てはいますが、本格的に使うにはまだ時間がかかるかと思います。現状では病状が軽度でかなり状態のいい子でないと、まだ使えません」

さらに、移植に関しても衝撃の事実を告げられます。担当医はこう説明したのです。

「移植は大変ですよ。まず、移植後も薬は飲み続けなければなりません。さらに20年もすると再移植という問題が出てくることも十分に考えられます。わが国は予後の管理が優秀なので30年近く再移植することなく過ごされた方もおられますが、一般的には20年しかもたないと言われています。移植はあくまで『繋ぎ』の医療なんですよ」

移植手術をしても20年しかもたないかもしれない。環ちゃんのこれからの人生には、再移植、再再移植、さらに再再再移植が必要となることも覚悟しておいてほしいというのです。これは、両親にとって初めて聞くことでした。

しかし、パパもママも、大阪に、阪大に、阪大病院に行くことを、その場で決断するのです。竜馬パパは言います。

「先生からの説明を聞いた瞬間、その場で行きます、と答えたと思いますね。なぜって？そりゃ、菫のことが悔しかったからですよ。今でも心残りです。助かっていたと思いますよ、大阪にいたら。やれることはもっとたくさんあったはずなのにできなかった。自責の念がそう言わせたのだと思いますよね。何でもやってやろうと思いました」

夏子ママも当時を振り返ってこう言います。

「私も、環の病状の悪化が少しでも食い止められるのであれば、大阪でもどこにでも行こうと思っていました。北海道にこだわっていたわけじゃないし」

二人の決断は速く、さらに行動も速い。9月の半ばには、環ちゃんを伴い、まず夏子ママが阪大病院へと向かいます。千歳《ちとせ》空港までは救急車で、千歳空港から伊丹《いたみ》空港に。そして伊丹空港からは再び救急車で運ばれ病院に到着。小児循環器の医療チームが玄関で待っていてくれました。そこで出迎えてくれた医師はこう言ったそうです。

「おぉ、よく来てくれたなぁ。さぁ、こっからは関西弁になってもらおか!」

青山ファミリーが、大阪到着をまさに実感できた瞬間でした。

■ ■ ■ ■ ■ ■ ■

ところで、この到着前に、大阪に住む場所を確保しなくてよいのか、引っ越しの準備をしなくてよいのかと思われませんでしたか。実は、不要でした。なぜなら、ママの寝泊りする場所は端《はな》から決まっていたからです。それは、環ちゃんと同じ病室でした。

「阪大の先生が北海道の病院にまで来てくださったときに、『お母さん、阪大は、お母さんには付き添っていただかなくてはなりませんよ、四六時中。ですので、お母さんは病室の簡易ベッドで寝てもらいますね』と最初から言われていたんですよ。なので、阪大病院が当面の住まいになるというのは覚悟のうえでした」

ここから、ママの病室暮らしがスタートするわけですが、一方パパです。竜馬パパは、大阪行きを決めた翌日、勤務先の上司と面談します。そして、こう言ったそうです。

「昨日病院に行ってきましたが、家族とともに大阪に行こうと思います。娘を阪大病院に入れたいからです。まず、妻と娘を先にやりますが、私も来年の4月には大阪に行こうと思います。娘を阪大病院に入れたいからです。ですから、3月末には申し訳ありませんが、この会社を辞めさせてください、とね。4月以降は就活しながら大阪に住むつもりでしたから。すると、その上司は『わかった。けれど、東京本社の人事部役員に直接話せ。明日にでも行け』と言われたんです」

――その翌日には本社に向かわれたのですか？

「はい、早速ね。そこで、今度は人事部役員と面談をしたのですが、君の上司からは話は聞いているとまず言われ、『会社としてはできるかぎりのことは協力したい。ただ、特例中の特例なので誰にも言わないでほしいのだが、来年1月には大阪転勤とする。内密だぞ』と言われたんです。よくもまぁたった一日の間に、それだけの根回しをしてくれたもんだと思いましたね。上司に、そして会社には感謝です。救われました」

――ママのほうはどうだったのでしょうか？

「簡易ベッドも、そんなには苦にならかったし、環への治療もまだ投薬だけだったから病室に医療機器はさほど置かれておらず、スペースもあったので、まぁ快適でしたよ。それに、次第に同じ病状をもつお子さんのママさんたちとも知り合いになりましたし。皆同じような境遇ですからすぐに仲良くなって、ママ友が増えましたね。

北海道の病院では同じ病気の患者さんには誰ひとり会えませんでしたが、ここでは、環ひとりじゃないんだと思うのと同時に、先生方もこれだけ多くの症例をご覧になってきたんだと思うと、ずいぶん安心感をもちましたね」

補助人工心臓の手術から渡航移植の決意へ

さて、阪大病院では、北海道ではリスクを考慮して行なわれなかった「ベータブロッカー」による治療もアグレッシブに行なわれました。竜馬パパは、薬で治るのであれば治ってくれ、と希望を抱いていました。また、環ちゃんもそれに応えるかのように容体も安定し、2014年の大晦日には大阪市内のホテルで一泊し、家族そろって病院の外で新しい年を迎えることができました。その後、一時退院の許可が出て、北海道から大阪に遅れて転居してきた竜馬パパが借りている部屋にも2週間ほどではありましたが、親子一緒の時間を過ごすことができました。

しかし、2015年の夏ごろに環ちゃんの容体は急変します。ガクンと悪化したのです。その要因を夏子ママは、こう推測します。

「病院に入っていると、誰かしら、何かもってるじゃないですか、ウイルスとか。四人部屋だと、やっぱり感染リスクが上がるんですよね、カーテン越しでも。どこでもらってきたかはわかりませんが、スタートは風邪きっかけでしたね」

――どういった状態になったのですか？

「呼吸が苦しくなって、ぐったりしてきて、ご飯を食べても吐いちゃうし。ICUにも何度か入りましたね。その後も、何がしかの感染症に罹《かか》っては治って、また罹るというようなことを3回ほど繰り返しましたかね。そのときに内科の先生に言われたのは『こうした感染症で一回心臓の機能が落ちたら、それが元のレベルにまで上がるということはもうありません。下がったら下がっていく一方です』と。

それは、本当にその通りでしたね。まず体重が増えない。どんどんガリガリになっていきました。また、それまではつかまり立ちをしていたのですが、それも億劫《おっくう》になって、何かモノを取りに行くのも、ゴロゴロ転がって行くようになりましたね」

状態が悪化し続ける環ちゃん。投薬だけではその悪化に歯止めがかからないと、2015年の8月には首の静脈《じょうみゃく》から心臓に直接カテーテルを通して、そこから24時間強心剤を入れ続けるという治療がスタートするのです。いわば「24時間管理」の開始。始終カテーテルがついている状態ですから、部屋から出ることができなくなります。さらに、水分制限も始まります。竜馬パパは、当時をこう振り返ります。

「水分制限が始まる時期と、言葉をしゃべり始めるときとがちょうど重なったんですよね。ですから、環は喉《のど》が渇《かわ》くと『チャ、チャ（茶?）』と声をあげるんですが、1日に水分を飲ませられる量は決まっていて、それを超えるといくらほしがってももう飲ませることができないんですよね。でも、環は、『チャ、チャ、チャ』と声をあげ続ける。それが辛かったですね」

しかし、環ちゃんの容体は一向に回復しません。悪化の一途をたどります。そして10月15日の木曜日ことでした。担当の内科医から、こう告げられたのです。

「この子は、このままではこの週末は越せません。今日、緊急手術をしてVAD《バド》をつけます」

ＶＡＤとは"Ventricular Assist Device"の頭文字を取ったもの。日本語に訳すと「補助人工心臓」となります。環ちゃんは、もう自分の心臓では自分の身体の隅々に血液を巡らすことができず、機械の心臓に頼らざるをえなくなったというわけです。

小児用の左心補助人工心臓、通称Ｌ《エル》－ＶＡＤ《バド》は、よく「つける」という表現が使われますが、もちろんそんなたやすいものではありません。胸を開いて、肋骨《ろっこつ》を折って、心臓を露《あら》わにして、左室《さしつ》にホースを繋ぎ、そして縫合《ほうごう》。環ちゃんの場合も当日の記録を見ると、16時30分に手術室に入り、帰って来たのは21時50分とありました。実に5時間にも及ぶ大手術だったのです。

そんな宣告をした当日に手術を実施。環ちゃんの容体がいかに急を要する状態であったかがうかがえます。その一方で、手術はできればしたくない、娘の身体にメスを入れたくないという両親の希望に沿うようにと、内科的治療でいけるところまでいこうという内科医たちのギリギリまでの懸命の努力があったこともうかがえます。

そして、手術室から戻ってきた環ちゃんを見て、両親は大いに驚きました。

「もう、ポカポカになって帰ってきました。ＶＡＤが働いてくれて、今まで循環できていなかった血液が一気に身体を巡り始めたんですよね。それまでは、手足は冷たくて冷や

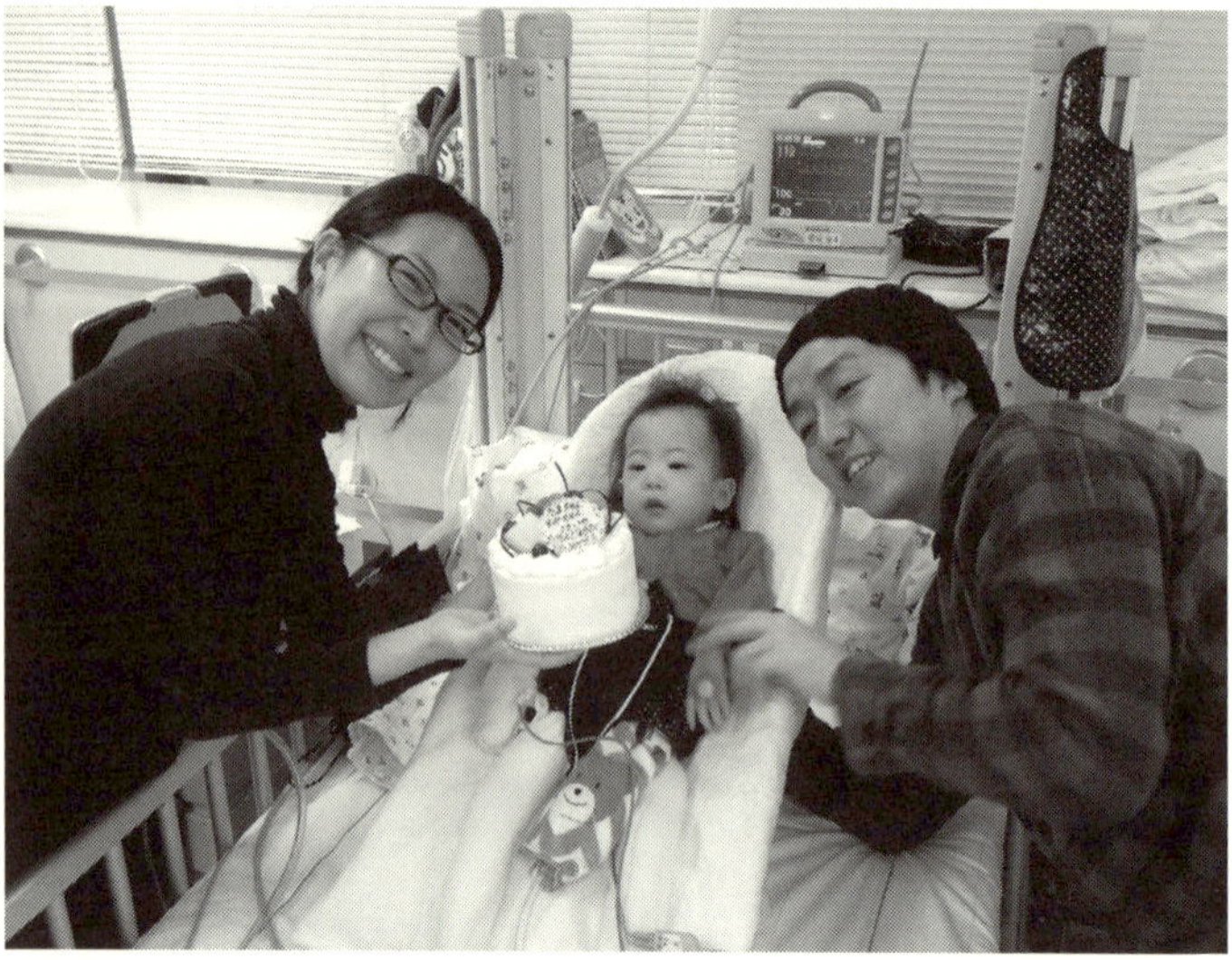

環ちゃん、2歳の誕生日（阪大病院重症回復室にて：2015年11月12日）

汗のようなものをかいていたのが、触ると温かいし、肌の色、ほっぺの色もピンクに変わったし。確かに胸の傷は痛々しかったですが、VADをつけて良かったと思いましたね」

◘ ◘ ◘ ◘ ◘ ◘ ◘

このVADをつける手術をきっかけにして、両親たちはいよいよ移植の話を本格的に検討しなければならないと思ったのです。

竜馬パパはこう振り返ります。

「いよいよ動かねばならないな、と。それまではプランの時期でしたが、ここからアクションの時期だと思いました。しかし、この時点で国内移植の選択肢はもうありませんでした。
というのも、カテーテルをつけ24時間管理になった時点で移植ネットワーク（日本臓器移植ネットワーク：JOT）に登録したんですが、国内で移植を待つ順番は四十数番目。40人以上が国内での手術を、ドナーが現れるのを待っていたんです。40人以上ですよ。果たしていつまで待てばいいのか？　それではたぶん間に合わない。環にはもう時間がない。そこで、先生方に海外渡航の相談をさせてもらいました」

——先生方はどんな反応をされたのですか？

「特にコメントはされませんでした。『わかりました、知り合いがいる病院を当たってみます』とおっしゃいました。本当は後ろめたい気持ちがあったんだろうなとは思いますが。

だって日本の医学会は、国内での移植手術を進めていくというのが建前ですからね。しかし、家族の意見を尊重して、そうやって動いてくださるのですから、ありがたいです。それも、本来の業務の合間を縫うようにしてですよ。それでなくても先生方はハードワークなのに。

まず初めに先生が以前勤務したことのあるカナダのトロントの病院に当たってくださ

ました。しかし、ここは断られました。おそらく、それは『イスタンブール宣言』に基づく、カナダ国内の風潮によるものだろうと思われます」

「イスタンブール宣言」

それは2008年当時世界的に問題になっていた臓器売買や移植ツーリズムを禁止するべく、自国の移植医療は自国でまかないましょうと、トルコのイスタンブールで開催された国際会議で採択された宣言のことです。

この会議で中心的な働きをしたのが、世界65か国、三千名以上の会員を擁《よう》すると言われる国際移植学会。その国際移植学会の本部がカナダにあるのです。そこで、自国の移植医療は自国でまかなうべき、その結果、海外から移植を求める人々を「拒絶」すべきといった雰囲気が特にカナダ国内には強かったのではないか、それを受けてトロントの病院では受け入れを拒否したのではないか、というのが竜馬パパの推測です。

たぶんそうなのでしょう。そして、皮肉なことですが、日本も、このイスタンブール宣言に賛成をする立場であります。

さて、トロントはダメだった。しかし、先生はあきらめません。そのトロントで働いていた人が今はアメリカのシアトル小児病院でボスとして働いていると聞き出すと、今度はその病院を当たります。それまで、なんらコネクションがないにもかかわらず。そして、ほかの大勢の患者を抱え、時間がないにもかかわらず、です。

そこには、アメリカであればという期待があったからです。アメリカであれば、実績もあるし、まだ海外からの患者を受け入れてくれるはずだという希望もあったからです。

でも、なぜアメリカは前述の「イスタンブール宣言」に背く格好になるにもかかわらず、海外からの患者を受け入れてくれるのでしょうか?

実は「5パーセント・ルール」*というものがあるからです。これは、アメリカで定められたルールで、各医療機関における外国人の患者に対する移植については、前年の移植実施数の5パーセントを上限とするというものです。これは「5パーセントまでしか受け入れない」という消極的意味ではなく、「5パーセントまでは受け入れます」という積極性

*「5パーセント・ルール」については、「はじめに」でも触れたように2012年にすでに廃止されている。それに代る新しいルールが設けられた様子もない。その後、日本から渡航しているケースを見るかぎり、廃止の影響は今のところ見られないが、成人の移植は厳しくなるのではと見る向きもある。一方で、アメリカ国内で移植を受けた全患者に対する調査、米国籍をもつ市民及び居住者と非居住者(すなわち渡航者)の別、その人数、割合などの調査は2012年以降も続けられデータ収集されている。(トリオ・ジャパン調べ)

を示すルールなのです。その背景にはアメリカは移民社会だということがあります。ドナー提供者も実に15パーセントは移民の方だといわれています。その方々に報いるためにアメリカでは世界の流れと逆行してまでも、外国人を受け入れてくれるのです。当然日本人に対する移植についてもその枠の中で行なわれます。

さぁ、その期待通り、阪大の先生がなんとかコンタクトを取ったアメリカのシアトル小児病院から、受け入れを前提にデポジット・保証金の提示がありました。その金額は250万ドル。1ドル120円で換算すると、実に3億。ここには、渡米するための航空運賃だとか、アメリカでの滞在費や生活費などは一切含まれていません。病院にのみ支払う金額。

交渉に当たっていた医師は言いました。

「これは高すぎる。値引き交渉をしてみる。もし、それでもこの金額が下がらなかったら、別の病院を探します」

もう一度言いますが、この交渉をしてくれているのは医師です。自分の手柄には一切ならない、それどころか日本の医学会から目をつけられかねない海外での移植手術のために、彼らはここまでしてくれるのです。たぶんそれは本来の業務ではありません。ですから彼らは、この本の中では名前を明かさない、明かせないのです。ただ、目の前にいる命の危うい患者を助けたいという気持ちからだけで彼らは動いてくださっているのです。

さぁ、そんな先生方の必死の交渉の結果、シアトル小児病院はデポジットを条件付きで180万ドル、日本円にして約2億2千万円にまで引き下げて、改めて受け入れの意志を示してきました。

2015年も押し迫った12月2日のことでした。青山ファミリーの進むべき道が、これで明確になりました。いよいよアクションのときがやってきたのです。

6
生き様が問われる「救う会」の立ち上げ

環ちゃんの病状はなかなか回復せず、2015年の10月にはついに小児用補助人工心臓、通称「L-VAD」を装着することになりました。もう彼女の心臓では、彼女の生命を維持することができないからです。これ以降、彼女の血液は、彼女の病室の中にドンと置かれた据え置き型の装置を通って彼女の身体を巡ることになります。その結果、彼女はその装置とチューブで繋がることになり、彼女の自由は、そのチューブが伸びる範囲という極端に狭い世界に限られることになったのです。しかし、そうしないと、彼女の命の炎はあっという間に消えてしまうからです。

そこで竜馬パパは覚悟を決めます。もう海外を目指すしかないと。アメリカでの心臓移植を決意します。病院も決まりました。ワシントン州にあるシアトル小児病院です。しかし、その病院が提示してきたデポジット・保証金はなんと180万ドル。日本円で2億2千万円ほどです。さらに、それ以外にも渡航費や滞在費がかかります。そうした莫大な費用がかかることも覚悟しました。

しかし、その資金はどうするのか？　それは募金に頼らざるをえません。そして少しでも早くその募金活動をスタートしなければなりません。そこまでは、思いつきます。では、そのためにはどうすればいいのか。そこで竜馬パパは、早速東京のとあるマンションの一室を訪ねました。

マンションとはいえ、決して大きくはなく、どちらかといえば地味な小さなマンションの一室です。そこが国際移植者組織「トリオ・ジャパン」の本部でした。この団体こそが、この後、青山ファミリーのさまざまな相談に乗り、彼らの心の支えとなるのです。

「トリオ・ジャパン」

ここは、移植医療を広く社会に定着させるために臓器移植者やその家族が中心となって設立された団体。そこを初めて訪ねた竜馬パパに、この団体のメンバーは、まずこう語ったのです。

「救う会がすべてです。それで環ちゃんが救われるか、救われないかが決まります。その救う会が中心となって募金活動を行なうのです。両親は直接お金にタッチしてはなりません。そこで、厳しいことを言うようですが、この募金活動は、あなた方の人生が評価される、あなた方の今まで生きてきた生い立ちや、生き様が評価されるのです」

一言で言えば、もし募金が集まらなかったらこれまでの自分の「生き方」に問題がある、というわけです。目の前に刃物を突き出されたような言葉だったのです。

竜馬パパは、こう言います。

「怖かったですね。悩みました。救う会の人選には相当悩みました」

確かに、環ちゃんの文字通り「生死の鍵」を握る救う会。人選に悩むのは至極当然だったわけですが、それも一名、二名では足りません。

ある程度の人数が必要なわけで、たとえば「会全体の運営を仕切る人」、当然ですがお金を扱うので「経理に明るい人」、さらにチラシ作りやホームページ作りなど「情報発信に長けた人」など、まさにチームとしての構成も考えなければならないわけです。竜馬パパは言います。「めちゃくちゃ考えた」と。

――結局どんな条件で、そのメンバーを選んだのでしょうか?

「すべてを話せるか、という点ですかね。それと人間力というか、人となりで選びました。絶対、きれい事だけでは済まないのはわかっていたので。それと、彼らが受けてくれるかどうかなんていうのは、人選での条件の中では二の次でした。受けてくれるか、くれないかなど悩んでいる暇などなく、なんとしてもお願いしたいんだという人物を頭に描き考えましたね」

さぁ、人選のイメージはできた。やはりなんでも言い合える大学時代の友人、仙台で共に青春を過ごした友人を核にしようと決めます。しかし、ここからが難しかった。

竜馬パパは当時をこう振り返ります。

「これを切り出すのが大変でした。電話やメールでなんか言えないし。やはり仙台に行って、皆の顔を見て頼もうと思いました」

そこで、竜馬パパは仙台在住の友人にこうメールを送ったのです。

「12月末に、忘年会をやろう！　だから、みんな集まってくれ！」

◘ ◘ ◘ ◘ ◘ ◘

小高浩之さん。彼も、竜馬パパにこうやって呼び出された一人でした。

小高さんも、竜馬パパと大学時代の同窓生。小高さんの言葉を借りれば「ほぼ毎日のようにつるんでいた」「誰かの家で、毎日飲んでいた」というほどの仲で、さらに、社会人として初の配属先も同じ東京だったことから、会社は違えど、竜馬パパが夏子さんと結婚し北海道に引っ越すまでは相当な仲良しだったそうです。しかし、ここ数年は音沙汰《おとさた》なし。風の噂で、今は大阪に住んでいるらしい、ということを知っている程度でした。

そこで「なぜわざわざ仙台に来たのかな？　出身地の青森でも、また、奥さんの実家のある北海道じゃなく」という疑問はあったそうで、さらに竜馬パパだけでなく夏子ママと二人揃って参加していることも「何かあるのかな？」と思わせはしましたが、それでも竜馬パパを交えての久しぶりの宴会は、ごくごく普通の忘年会として始まったのでした。

「皆がそれぞれ、それぞれに、今何してんの？　今どこにいるの？みたいなたわいもない話でスタートしましたね。ほかの友達も久しぶりの人も多く、まぁ近況報告会みたいかな。もちろん乾杯で始まりましたよ」

——それが、どのタイミングで変わったのですか？

「よくは憶えてないのですが、たぶん誰かが竜馬になぜ仙台に来たの?という質問をしてからだったと思います。すると竜馬が『相談があるんだ』という感じで突然始まったんです。言いづらそうだったので、らしくないな、切羽詰まっていることなんだろうなと皆思ったんじゃないですかね。

グラスを置いて、彼をじっと見つめる感じで次の言葉を待っていたんですが『病気で（双子の子の）お姉ちゃんのほうが亡くなった』と話し始めたので、あぁそうか、事情説明のために来たのだなとまず思いましたね。しかし、竜馬はさらに話を続けて『妹のほうは心臓移植をしなければ、助からない。海外でその手術を受けるとなると、莫大な費用がかかる』と説明しました。皆、もう黙っちゃって、俯《うつむ》きながら、泣きそうになりながら聴いていましたね。もう忘年会のムードはなかったですね」

——その時、小高さんはどう思われたんですか？

「私は、その時点では、お金がかかるので、そのお金を貸してくれという話なのかなと、そう単純に思いましたね。でも、いくらなんでも3億円となると、皆、貸せないだろうなと、心の中で金勘定をしていたんですよ。でも、ここでいったん竜馬の話が止まったんです。そこで、私から、俺たちに何がしてほしいのと聞いたんですよ。俺たちに何ができるんだって」

——青山さんは、なんと？

「救う会というのがあって、それを立ち上げて募金活動すれば、それも叶うかもしれないと」

救う会というのはご存じでしたか？

「なんとなくテレビのニュースなどでそうした活動を見ていたので、イメージは浮かびました。ただ、実際、どんな活動をするのかまではわかりませんでしたね」

――お願いします、と言われたときは、どう思われました？

「いえ。お願いしますとは、その場では言われなかったと思います。たぶん言いづらかったんだと。ただ『親戚には頼めないので、第三者に頼むしかない。頼めるところを探さなければならない』とは言っていました。しかし、最後まで僕らには『頼みます』という話にはならなかったと思いますね」

――皆さんの様子は？

「皆の顔を見ると、尻込みしているのがわかりました。たぶん、してやりたいんでしょうが、『ちょっと……』という雰囲気が見てとれましたね。そして、その思いを、『ちょっと難しそうだな』という思いを、誰か言いそうな感じだったので、僕がそれを遮《さえぎ》るように発言しました」

――なんて？

「それが必要で、それをやらなきゃならないんだったら、やるよって。私、変な自信があったんです。なんでもやるよって。何かできる気がしたんですよ。根拠はなかったんですが、漠然とだったんですが」

そう言って、小高さんは笑いました。


しかし、竜馬パパは、そのときを振り返って、こう言います。

「この発言に、ほんと救われました。怖かったんです。これ、断られたらどうしようかって。何日も前からずっと考えていました。トリオから助言を受けて、頭にすぐメンバーが浮かびましたが、それがダメならどうしよう、断られたらどうしようと、もう、おかしくなりそうでした。だって断られるイコール子どもは助けないよ、ということですから。それだけにありがたかった。救われました。

僕はそのとき思いました。『環ちゃんのために』じゃなく『あなたのために』『あなた方夫婦のために』と周りの人たちがどう動いてくれるかが募金活動なんですよね。環を救うということではなく、僕らを助けるということなんですよね。最初にトリオ・ジャパンで言われたことが、本当に骨身に沁《し》みましたね」

一方、小高さんです。

「実は悔しかったんです」

――悔しかった？

「そうです。なんで今言うんだ、と。もっと大変な時もあったんだろ？　なぜもっと早く言ってくれなかったのかと竜馬には言いました。そんな切羽詰まる前に相談があってもよかったんじゃないかとも、ちょっと半ギレの状態になって言いましたね。何を今さら。そんな気を遣《つか》うような仲じゃなかっただろうとも伝えたと思います」

小高さんの見た目は、スリムでスラリと身長も高く、声も決して大きいほうではありません。

どちらかといえばクールなイメージ。それだけに意外でした。そこで、かぶせるようにうかがいました。

――なぜそこまで熱く受け止められたのですか？　正直、ここ数年は音沙汰のない関係だったわけですよね。

「大学の仲間でしたからね。今の僕があるのはあの大学時代があるからこそ、という思いがあるからかな。今までの人生で一番充実していたのがあの大学時代でした。その時代の仲間が困っているんですよ。それは見逃せない。だから早く言ってほしかった。でも、結果として言ってくれて良かった。頼ってくれてうれしかった。

自分が困ったとき、頼りたかったときに、まず浮かんだのが僕らだったというのは本当にうれしかったですね。その日は12〜13人大学の仲間が集まっていたと思いますが、そのときは私だけがしゃべっていたかもしれません。涙ながらに、ですが。でも、本当になんとなくできると思っていたんです」

——救う会に関しては、その後その場で具体的な話になったのですか？

「いえ。その後竜馬からは『また相談させてくれ』という話だけで、そのままお開きになって、竜馬夫婦を宿泊先にまで送っていったんですが、その別れ際にホテルの前で夏子さんが、皆に向かって、泣きながら、『子どもを助けて。ほかに頼る人がいないの』と話していた姿が印象に残っています。そんな彼女に、大丈夫だから、なんとかするからと答えた記憶がありますね」

実際に救う会を引っ張っていく中核メンバーが具体的に決まったのは年が改まってから。小高さんも共同代表に名を連ねます。

——その最初の顔合わせのときのこと憶えていますか？

「誰かが動かないと、結局は何も動かないので、私から何でもかんでもやろうと言い出しました。その後は、○○さん、これよろしくみたいにお願いをすると、皆さんそこからは勝手に動いてくれました。そこで、意思決定部分を担うというか、言い出しっぺになって、これやろう、あれもやろう、◇◇さん、それやって、そうじゃないよ、こうやってと、指示役に徹しました。ただ口うるさい人と思われていたかもしれませんが、嫌な役回りでいいかなと思ったんです」

大学時代の友人を核に、高校時代の仲間、社会人になってからの友達、さらに夏子ママの知り合いも北海道から加わって救う会の形が整いました。仙台・青森・北海道、そして大阪からと全国各地からメンバー全員が揃って仙台で初会合が開催されたのは2月に入ってから。初対面の人も多い「混合チーム」です。しかし、その初会合で早速3月には記者会見を開催すると決まったのです。

再び竜馬パパです。

「結局は『人』ですよね。上辺だけの付き合いをしている人には頼めません。自分のすべてをさらけ出せる人に頼まないとダメですよね。でも、この自分をさらけ出すということが怖いのです。これが一番怖かったですね。しかし、彼らを選んで、彼らに頼んで、本当にとても大切な経験をさせてもらいました。そして、皆のおかげで成長させてもらえたと思いますね。一方で、僕が彼らだったら、ここまでできただろうかとも思います。彼らのように、そういうふうに生きなければいけないなと思いますね」

◘ ◘ ◘ ◘ ◘ ◘ ◘

さぁ「たまきちゃんを救う会」が、いよいよ本格的に活動を開始します。残された時間は、さほどありません。求められるのはスピード。しかし決してその後も、順風満帆《じゅんぷうまんぱん》にはなかなか進まないのです。

7

3億2千万円の募金活動開始

あえて仙台から始めたその理由

2016年の3月14日午後2時。仙台にある宮城県庁・県政記者クラブで、救う会による初めての記者会見が行なわれ、アメリカでの心臓移植手術に必要な3億2千万円の募金への協力を呼び掛けました。救う会の核となっているメンバーの多くは仙台出身。そのツテやコネクションを一番効果的に発揮できるという思惑から、ここ仙台からのスタートになったのです。

作戦は見事成功し、会場となった記者クラブにはテレビカメラも何台か入り、多くの記者の皆さんが取材をしてくれました。もちろん竜馬パパ・夏子ママはそろって会見に臨みました。

夏子ママはこの日のことをこう思い出します。

「この会見のために仙台のほとんどのマスコミの方々が集まってくれたように思えました。もう驚きと同時に、多くの方がこれだけ集まってくださって、少しホッとしたことを憶えています。けれど、環の病状はその当時相当深刻で、もう残された時間がきわめて少ない、それを伝えなければならないと思っていましたね」

当時の新聞の記事には、こう載っていました。

「『娘は、一秒一秒がんばって生きています。そのたまちゃんが生きるための最後の道が心臓移植なんです。皆さんお力添えをお願いします』と母の夏子さんは涙ながらに訴えた」と。

夏子ママの想いは、記者の方々にシッカリと届いていたようです。

また、その会見の席には、救う会の代表の小高さんももちろん同席されていました。小高さんは、その日のことをこう振り返ります。

「自分の人生でテレビカメラの前に立つなんてことはないと思っていましたから、さすがに緊張していましたね。その頃って、具合が悪く体調がおかしかったんです。でも、それって今考えるとプレッシャーの影響だったんでしょうね。記者会見が終わると、スッと体調が戻りましたからね。そのプレッシャーって本当に半端じゃなかったんだと思いますね」

そんな緊張の記者会見が無事終了したとはいえ、それは、ただの始めの一歩。県庁を出るとそのまま仙台市内で募金活動をいよいよスタートさせます。想像してみてください。3月とはいえ、場所は仙台。さらに天気は曇り。いやいや、雪もちらついてきました。

この日、募金箱を持って活動に加わったメンバーは竜馬パパ・夏子ママをはじめおよそ10人。もちろん全員コート姿。寒かったでしょう。また、その重苦しいみちのくの空にも気圧《けお》されそうだったにちがいありません。

竜馬パパは、こう振り返ります。

「憶えてますよ。最初はまったく声が出せなかったですね」

そりゃそうでしょう。初めての募金活動。にもかかわらず目標金額は途方もない3億2千万円。ゴールがまったく見えないレースが、たった今始まったところなのですから。

「でもね、最初は声が出せなかったのですが、救う会のメンバーがね、大学の友人がね、叫ぶように声をあげてくれたんです。まさに堰《せき》を切ったようにね。すごい大きな声で、魂を揺さぶるような声でした。『環ちゃんのために、よろしくお願いします』って。彼が引っ張ってくれましたね。それで、全員吹っ切れた感じがしました。僕もそれをきっかけに自然な感じで声が出せるようになったと思います。僕は当事者ですよ。環の父だから。でもね、周囲の友人たちは当事者じゃない。それが皆、大きな声を出して、涙ながらに寄付を募ってくれているんですよ。そういうのを見ると、ありがたいですし、僕もがんばらないわけにはいかないですよね」

当時の仙台市内は、竜馬パパの言葉を借りれば「募金活動のカオス」といった状態でした。向こうでは「あしなが育英会」の募金が、こっちでは東日本大震災に伴う津波で被災し家族の行方を捜している方々の募金が行なわれるなど、あちらこちらで募金をお願いする声がこだまする状態だったのです。

さて、仙台市民は、この「たまきちゃんを救う会」の募金活動にも足を止めてくれたのでしょうか？

「はい。足を止めてくれましたね。実は救う会にはある思惑があったんです。それは、仙台という土地は震災を経験して人の痛みや苦しみとかに関して、ほかの地域より理解があるはずだと期待を寄せていたんですよね。僕もその話を聞いて、そうかもしれないと淡い期待を寄せていました。

そして、実際やってみると確かにそうでした。小学生なのか中学生なのか、塾にでも行く途中だと思うのですが、僕らの前を一回通り過ぎても、また戻ってきてくれるんですよ。たぶん、なけなしのお小遣《こづか》いだと思うんですが、1円や10円を入れてくれるんです。その姿を見たときには、本当にありがたいなと思いましたね」

仙台を皮切りに募金活動を行なうことには、ある種の勝算があったわけですが、その一方で大きな不安もあったのです。

竜馬パパはこう続けました。

「確かに仙台は、僕が大学時代に過ごした街です。しかし、実は大変心配していました。というのも、こうした募金活動は、本来は患者やその家族が住んでいるところでやるものだからです。そこに住む方々が『地元の子』を救おうと募金に応じてくれるものだか

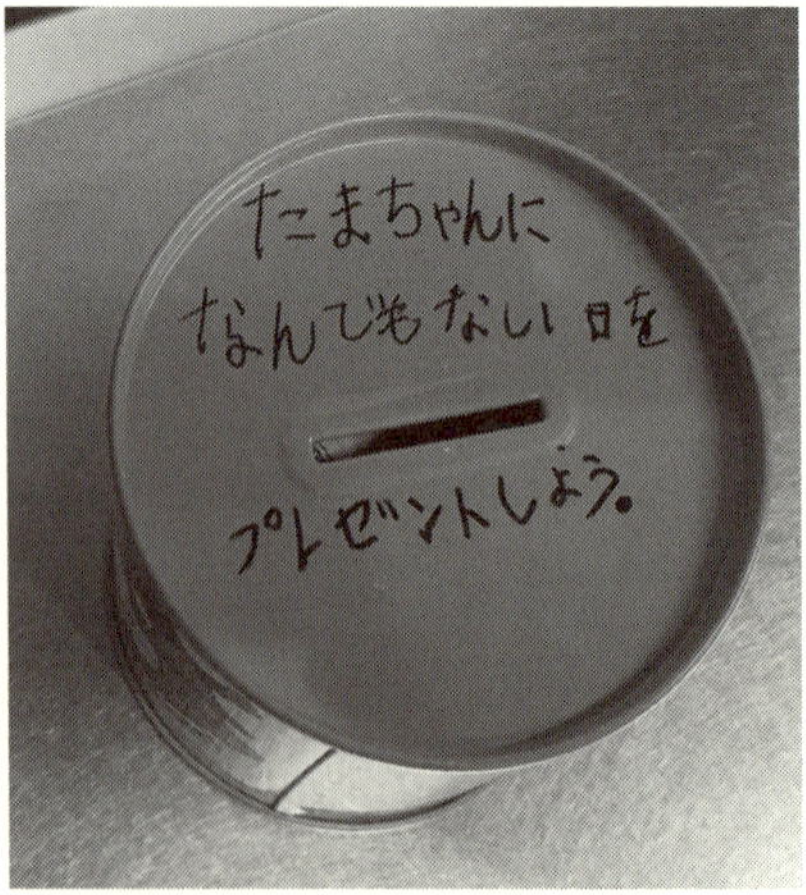
たまちゃんに
なんでもない日を
プレゼントしよう。
自分の貯金箱をそのまま持ってきてくれたお子さんも

らと支援団体のトリオ・ジャパンから説明を受けていたからです。

でも、僕らには、いわゆる『地元』がない。僕は、ずっと青森育ち。大学時代は山形で、勤務地は東京に北海道。環も札幌出身ですが、現在の住所は大阪。こんな『地元がない人』は、僕ら家族が初めてだとトリオには言われていたんです。だから、心配でした、本当に。

募金活動には親の生き様が評価される、僕と夏子の生き方が評価されると言われたことに、早速ぶち当たったわけですから」

それでも、この初めての募金活動で実に40万円が集まりました。2時間足らずで、この金額。初日を仙台で行なうという思惑は、見事に成功したと言ってもよいのではないでしょうか。

しかし一方で、3億2千万円分の40万円。この金額を目にした時、竜馬パパはどう思ったのでしょうか?

「う〜〜ん。気が遠くなるなと。でも、やらなきゃ、何も始まらないし。う〜ん。複雑な思いで、苦しかったですね」

一方、救う会代表の小高さんは、こう言います。

「金額だけを聞くと、確かにとてつもない数字です。でも、過去にも、もちろんほかの団体ですがそれだけの金額が集まった実績・前例もありましたし、時間がかかっても必ず集まるからとトリオ・ジャパンからは聞いていましたので、集まらないとは思っていませんでした。

反対に、絶対最短で目標金額を集めてやると思いましたね。そのときの目標額最短達成期間は3か月半だったかと。なので僕らは3か月で集めてやると周囲には話していました。じゃあ、そのためにはどういうスケジュールを組んでいけばよいのかと皮算用しました」

――しかし、結果的には、それほど早く目標を達成することはできませんでしたよね。

「募金活動を開始して最初の1か月は良かったんです。でも、その後、熊本地震があってパタッと募金が集まらなくなる時期が来たんです。これにはムチャクチャ焦りましたね。メンバーと『記者会見直後、募金開始直後は勢いがあるからいい。さぁ第二弾をどうしようか、次は何を仕掛けていこうか？』と話し合っていたタイミングでの地震でしたからね。モチベーションがガクンと落ちました。

また、救う会の中でも、僕みたいに『3か月で目標額を達成しよう』と言っているメンバー、いわゆる『イケイケ』のメンバーは一握りでした。『そんな根拠のないことを言って』だとか『半年コースだからそんなに根を詰めないでやろうよ』と冷静な人たちに言われたときは、ちょっと悔しかったですよね。

時間との勝負だし、手伝ってくれるメンバーに限りがあるのも、募金活動を手伝ってくれるボランティアさんが足りないのもよくわかっているけれど、僕は、一度にガッとやって早く終ろうよと思っていました。もちろんその思いに賛同してくれるメンバーもいれば、『先が見えない』『いつまでかかるかわからない』『今、飛ばし続けると本当にもたないから』という意見を言うメンバーも多く、結構板挟みになっていましたね」

――当時、救う会内は、ギクシャクした感じだったのですか？

「メンバーたちがどう思っていたかはわかりませんが、僕は『なんでついて来ないんだ』というもどかしさは感じていましたね。

たとえば、僕は毎週末、土日とも募金活動をやるんだと思っていたんですが、手伝ってくれる人が集まらなくて。じゃあ仕方がないからどちらか一日で、と言うと、メンバーからは『やっぱりそうでしょ』『現実を見ようよ』『やろうと言っても、やる人がいないとやれないでしょ』と言われて。

僕としては、ならばどうやって人を集めるかを考えようよという話がしたかったんですが、結局できず仕舞いで、悔しかったですね」

それでも、募金の輪は仙台から青森、北海道へと広がり、募金額も徐々にですが、そこその金額が集まり始めていました。

大阪・陳情会見から大きな飛躍へ

一方、青山ファミリーが今住む町・大阪で募金活動が初めて行なわれたのは、この仙台の募金活動よりも1か月近く後の4月上旬のことでした。ここ大阪での募金活動を引っ張ったのは救う会のメンバーの一人で、竜馬パパ・夏子ママが出会った会社の同期・大江俊輔さんです。

大江さんは、今は独立して大阪で建築事務所を開いています。そんな大江さんのところに2016年の1月8日に、突然「あけましておめでとうございます。ご無沙汰していますす」という挨拶で始まる長文のLINEが竜馬パパから届いたのです。

「えっ？　なんで、なんで、なんで？と思いましたね。だって、青山君と最後に会ったのは彼の結婚式じゃなかったかな。2010年のこと。それ以降会ってないし、連絡が来たのも久しぶり。

そこで、なんで?となったんだけど、挨拶の後には『この3年はいろいろと大変だった。文章を送るから、読んでほしい。驚くと思うけれど』と続いていて、その長い文章を読んで、また、貼り付けてあった写真を見て、ハ〜と思いましたね。なんと声掛ければいいんだろうと。その夜は事務所で仕事をしていたんですが、その文章を読んでからは仕事がまったく手につかなかったですね」

——そのLINEにはどう返信されたんですか?

「そうだったんだ。包み隠さず話してくれてありがとう。近々会おう、と送りました」

そして、その数日後に大江さんは竜馬パパと久しぶりに再会し、そこで救う会のメンバーになってほしいと頼まれるのです。

「わかったと即答しましたね。何をするかは、ほとんどわからなかったんですが。しかし、断る選択肢はないでしょ」

そして、大江さんが大阪での募金活動を一人で任されることになるのです。そう一人で。

「まずやったのが、他を巻き込むこと。青年会議所とか商工会議所に協力を求めました。自分一人じゃ何もできないことが明白だったので、他の人の力を借りようと思ったんです。でも、組織となるとなかなか動いてもらえない。ならば、もう個人攻めですよね。一人一人に当たって協力を呼び掛けて。すると、よしわかったと個人として動いてくれる人が大勢おられたんですよ」

——最初に募金活動で街頭に立ったときのことは、憶えておられますか？

「2016年の4月の7日だったか、8日だったと思いますね。募金活動を一緒にしてくださるボランティアの方々に連絡をとって、初回は大阪ミナミの繁華街・難波《なんば》で行ないました。ボランティアの方々とは、全員が初対面。でも、毎回そんな感じですよ。ボランティアの方々抜きでは、この募金活動は成り立ちません。そのときの感想ですか？　思ったより、楽でしたね」

——楽、だったんですか？

「そうですね。楽でした。募金活動は初めてだったんですが、もっといろいろと言われると思っていたんです。嫌事《いやこと》をね。そうしたことを予想していただけに、蓋《ふた》を開けてみればそんなことは全然言われなかったので、負のダメージがなかったことから、楽でしたね。それに、たとえば中学生が財布をあけて千円を入れてくれる。こんな子が、こんなことをしてくれるんだと、もう驚きと喜びでいっぱいでしたね」

◘ ◘ ◘ ◘ ◘ ◘ ◘

しかし、大阪でも熊本で大地震が起こると世間の関心はそちらへと向かい、募金に協力してはくれるものの、その金額が目に見えて減っていくのがわかりました。

「2016年の5月から6月にかけて。この頃が一番辛かったかな。われわれとしては募金活動の開始から3か月で目標達成を目論《もくろ》んでいましたから。しかし、それは甘かったんだと痛感させられましたね」

さらに、事態は悪化します。当の環ちゃんの容体が芳《かんば》しくなく、ICU（集中治療室）に入らざるをえなくなったからです。そこで、大江さんは考えました。今一度記者会見を開催しようと。

「7月の中旬に大阪府庁で会見を開催しました。もう『陳情会見』です。なんとかお願いします、と。それをテレビで特集してくれて。2社が同時に夕方のニュースで流してくれました。それも、長尺《ちょうしゃく》で。すると、その週末に募金の金額は一気に爆発するんですよ。

今、募金って募金箱に入れていただくだけでなく口座を開設すれば銀行振り込みでも受け付けることができるんですが、その放送の後に通帳に記帳するため銀行のATMに行って通帳を機械に入れたところ、待てど暮らせどその記帳が終わらないんです。そうしているうちに銀行の方が来られて『これ、すごい数ですから、なかなか終わりません。私が代わります』と言ってやってくれました。そして、終わって振り込み人名簿というか、誰がどれだけ振り込んでくれたかがわかる資料をプリントアウトして渡してくれたんですが、ものすごい枚数になっていましたね。

また、そのオンエアがあった週末に2日間難波で街頭募金を行なったんですが、それぞれ2時間やっただけですが、合わせて400万円の募金が集まりました。400万円ですよ。それまでは10万円もいかない日もありましたから、われわれとしては『神風が吹いた』としか思えない。中には100万円を持ってきてくださった方もおられたんですから」

この日のことは、当然、竜馬パパもよく憶えています。

「その日は暑さがすごくて、街頭に立てるのは2時間が限界でしたね。協力してくださるボランティアの皆さんの多くは実は環が入院する阪大病院に同じく入院する、あるいは入院していたお子さんたちのママさんたちだったんですよ。中には重症のお子さんを置い

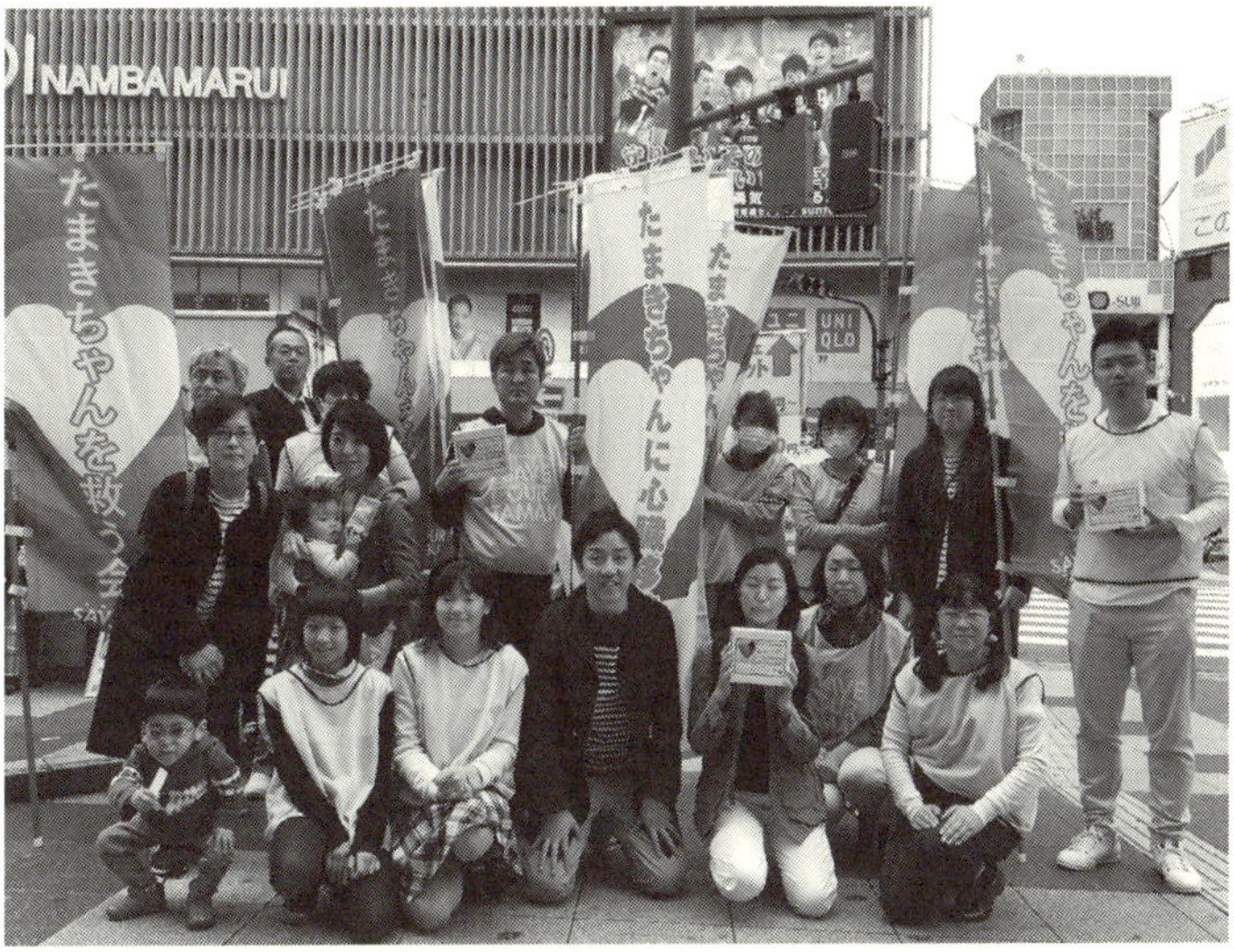

大阪・難波にて募金活動開始（前列中央に竜馬・夏子夫妻、右端に大江さん、後列の真ん中で募金箱をもつのが井岡さん：2016年4月8日）

て参加してくださったお母さんもおられました。あと、ボクシングの元世界チャンピオンの井岡弘樹さんも応援に駆けつけてくれていました。募金活動を一緒に手伝ってくださったんです。

えっ？　井岡さんと、元々知り合いだったか、ですか。いえ、違います。まったく。たまたま僕らのことを聞いて駆けつけてきてくださったんですよ。一面識もありませんでした。しかし、その後も、何やかやと僕らのことを気にかけてくれました。そんな人なんですよ。ありがたいです。

それから、井岡さんが来られた日と同じ日だったかと思いますが、ナイスミドルの、自分の父親よりは少し若いぐらいのご夫婦が、涙しながら100万円を握りしめて来られたんです。100万円ですよ。『テレビを見た』と。たぶん、お子さんかお孫さんが同じ心臓の病気をされておられるようでした。

僕ら両親はお金には一切触ることができないので、救う会の大江君を慌てて呼んで、大変だ！と言ったことを憶えています。もちろん金額の大きさではないけれど、なんというか、そのハートというか、本当に魂が揺さぶられる気がしましたね。

熊本で大きな地震が起こった後は、パタリと募金が集まらなくなって、企業に寄付のお願いに行ったとしても、熊本地震の被災者の皆さんのための募金活動は社員あげてされているのに、僕らのような個人のことは後回しでいいという風潮というか、逆風にさらされて。また、同じ頃には環の名前を利用して商売のようなことを始めようという人も出てきて。

不条理なことが多い、わが国は腐っているのではないか、もう日本人などやめたいという瞬間もあったんですが、こういう人たちの心に触れさせてもらうと、まだまだ人の心は捨てたもんじゃないんだと、僕はもう半べそをかいていましたね。本当に、ありがたかったですね」

一方、救う会の大江さんはこう語りました。

「すごいな、と思うのと同時に、こうなりたいなと思いましたね。テレビをちょっと見ただけでポンと100万円を出せるその太っ腹さと、実際にそれを行なう行動力。そして、募金をされた後は、スッと帰っていかれたその粋な姿。かっこいいなと思いました。若いうちは一生懸命お金を稼いで自分のために使いたくなってしまうけれど、もう少し歳をとったら、こうした生きたお金の使い方ができる大人になりたいなと思いましたね」

この時点で、大江さんは「いけた」と確信したそうです。実際、その後およそ1か月で募金額は目標金額の3億2千万円に達するのです。大江さんはこう振り返ります。

「7月末は、もう神がかっていましたね。やはりマスコミの力は大きかったです。テレビ放送の前後10日で激動・激変でした。あの放送がなければ、もっと時間はかかっていたと思いますね」

――今振り返ると、この間の救う会の活動を一言でいうと、どんな感じになりますか？

「濃厚ですかね。僕にとっても家族にとってもね。うちの息子も街頭募金に参加したんですよ。当時6歳でしたが、その意味は理解していたんじゃないかな。『僕、環ちゃんを助けた』と言っていましたから。僕はそれに対して『まぁ、まぁ、皆でね。でも、お前もその一助になったのは間違いない』と言いました。その後、その息子は『医者になる』とも言っていますから、彼にとっても大きな影響を受けたことは間違いありませんね」

――それにしても、大変なときもあったでしょ？

「そりゃあ辛いときもありましたよ。仕事をしながらですからね。そのときは仕事も忙しくてね。事務所でワァ～と叫んでいたこともありました。ですから、大変といえば大変ですよ」

――しかし、その大変な活動を完遂《かんすい》できたその原動力は何だったんですか？

「原動力？　そりゃ、青山君でしょ！」

――でも、青山さんとずっと一緒におられたわけでなく、6年ぶりに会って頼まれたのが、この救う会でしょ。

「男にとって、そんなこと関係ないですよ」

実は、同じような趣旨の発言を大江さんだけでなく小高さんもしておられます。小高さんにも同じ質問、今振り返ると、この間の救う会の活動をどんなふうに捉えておられますか？とお聞きしました。

「すごくいい経験をさせてもらったと思いますね。決してやらされているなどとは思いませんでした。また、募金が集まらなかったらどうしようとも思いませんでしたね。ずっと助かる気しかしませんでした。

この募金活動を行なっている間に一度大阪に環ちゃんに会いに行きました。そのときの衝撃は大きかったですね。心臓が体の中にあるんじゃなくて、外にあるんですからね。改めてなんとかしなくっちゃと思いました。でも、どっちかというと僕は環ちゃんじゃなく、両親二人をなんとかしてあげたいと思いました。竜馬君は毎日会社が終わったらどこにも寄らずに病院に向かう。夏子さんも病院で環ちゃんにずっと付きっ切り。そっちのショックのほうが実は大きくて。この両親二人をなんとかしてあげたいという気持ちが強かったですね。

でも、結局、竜馬自身が一番動いていました。救う会に頼りすぎて何もやらない人もいると聞きますが、彼はむしろ全部担ってくれました。僕らは彼らを助けるために結成されたのに、両親があれだけ動いてくれたら、こっちの立つ瀬がないと思えるほどでした。彼らのあれだけがんばる姿を見せられたら、われわれも頑張らないわけにはいかないでしょ」

◘ ◘ ◘ ◘ ◘ ◘ ◘

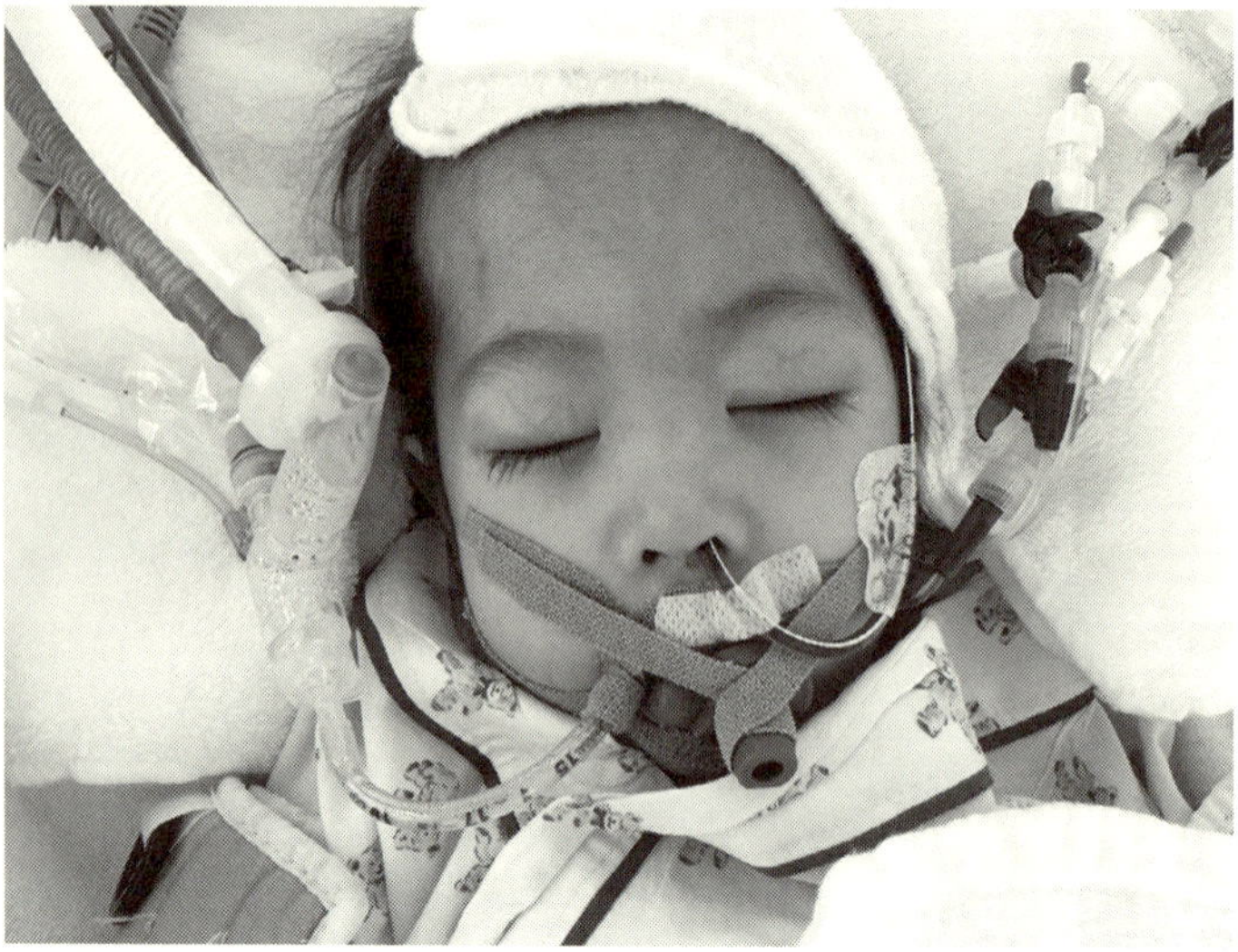
RS ウイルスに罹り集中治療室にて（2016 年 7 月 7 日）

募金活動の成否は救う会が握っている。募金活動は両親の生き様が反映される。まさにその通りでした。しかし、竜馬パパ夏子ママはなんとかその難艱《なんかん》を乗り越え、環ちゃんの海外渡航の道を大きくこじ開けたのでした。

8 菫ちゃんが繋いだ、こんな方からも……

募金は本当に、さまざまな方から寄せられました。

そんな中、青山ファミリーにとって、決して忘れられない方からも、募金が届けられました。実に、北海道から、わざわざ大阪まで持参されたのです。それも100万円という高額を。2016年4月6日のことでした。

「病院にうかがって、一階の談話室のようなところで、まずお父さまにご挨拶をさせていただきました。その後、病室に向かい、お母さまと環ちゃんにも面会をさせていただきました。また、救う会の大江様ともお会いさせていただき『お見舞い金』をお渡しいたしました。家族は直接お金を受け取れないとのことでしたので。それと、合わせてスタッフがつくった千羽鶴をお母さまにお渡しさせていただきました。時間にすれば20分から30分程度だったと思います」

――そのときの環ちゃんの様子は？

「およそ2年ぶりの再会です。最初にお会いさせていただいた当時は、まだ生後7か月程度でしたので、再会時にはもちろん大きくなっておられ、お姉ちゃんになられたな、という印象をもちました。

私には、環ちゃんと同い年の甥っ子がいます。環ちゃんの手に触れた際、温かくって甥っ子となんら変わりない手でしたが、身体にはいくつものチューブが繋がれていて、甥っ子にとって当たり前の毎日が、環ちゃんにとっては当たり前でないのだなという現実を、目の当たりにした感じがしましたね」

そう話すのは、二唐渚さん。北海道・札幌にある「株式会社メモリアルむらもと」で葬儀のプランナーとして働いておられます。

再会という言葉の通り、彼女は一度青山ファミリーと出会っておられるのです。

「2014年6月30日にお父さまから電話がありました。日付は確かですが、正確な時間に関しては、記憶は曖昧《あいまい》です。ただ、その日は別な方の出棺があり、出棺後に連絡が来たのは憶えております。当時の記録を見ると、初めてご自宅に行ったのが6月30日15時30

分とありましたので、11時から午後2時半の間に入電があったと思います。このお電話で、生後7か月の赤ちゃんが亡くなったとお聞きしたのです」

そうです。彼女は青山ファミリーの長女・菫ちゃんの葬儀の担当者でした。

「記憶はずいぶん曖昧になっておりますが、式の進行の話をしている中で、菫ちゃんと環ちゃんが生まれたときからの動画をお父さまが作成しておられるとお聞きして、その動画をご自宅で拝見させていただきました。

その間のお父さまとお母さまのご様子ですか？　お二人はずっと泣き続けておりました。その際にお父さまがおっしゃっていたことを今でも鮮明に憶えております。お父さまは涙ながらにこう話されたんです。『お葬式ではないんです。菫のお披露目会《ひろめ》なんです。まだ菫を紹介できていない人たちがたくさんいるんです』と。私に何ができるかを考えさせられた瞬間でした」

二唐さんは、葬儀プランナーになって、この時点で8年目。それまでに、およそ760件の葬儀に立ち会ってこられたそうです。

彼女は言います。

「これだけのご葬儀に立ち会わせていただくと、さすがに何もなくスラスラと憶えていることは正直少ないですね。何か印象的なことがあれば憶えておりますが。それでも断片的なことが多いです。しかし、ご家族様の想いが強いご葬儀になればなるほど印象に残りやすいです」

ということは、やはり今回の葬儀は、実に印象深かったのでしょう。青山菫ちゃんの葬儀の様子を二唐さんは、こう語ってくださいました。

「菫ちゃんの葬儀依頼が入った際、正直私は驚きました。というのも、1歳未満の赤ちゃんの場合、通常の葬儀を行なう方は正直少なかったからです。多くの方々は家族だけで自宅などで過ごし、その後火葬というケースが多いと思います。それが、今回は通常のお葬儀。実際、当時の記録を見てみますと、ご親族の方、そして一般のご会葬の方合わせて120名ほどの方々にご参列いただいておりました。

式場ではお父さま、お母さまがいつでも菫ちゃんの亡骸を抱っこできるようにと、お棺を式以外は祭壇ではなく、式場に移動していました。精神的にも体力的にもご両親は辛かったはずです。その中で会葬者へのお礼をしているご両親の姿は憶えております。合間にお母さまがお棺のそばで、ただただ菫ちゃんの頭や顔を撫《な》でておられました。そして、お父さまは出棺時のご挨拶で『菫という女性は菫しかいない』とおっしゃったのが、大変印象に残っていますね」

――先ほどお話されていた動画は、お葬式でも流されたのですか？

「はい。流しました。その動画をご覧になり、ご両親はじめ、会葬の方皆さまが涙を流していた記憶がございます。

お父さまが作成していたこの動画ですが、写真と動画を組み合わせて編集していたもので、まだ作成途中でした。私の記憶では、お子さまたちが大きくなった際に見せようと考えていたとうかがった気がいたします。しかし菫ちゃんが亡くなり、作成途中の動画の後半に、菫ちゃんの写真を入れて作成されました。

写真はその他に全部で300枚近くあり、データでお預かりしており、その写真でスライドショーを作成して、式前、そして式後、常に式場に流しておりました。またそれらの写真を式場の壁一面に貼ったり、菫ちゃんと環ちゃんの名前の由来と写真でウェルカムボードを作成したり、さらに出棺時間を菫ちゃんと環ちゃんが生まれた10時44分にするなど、お父さまが打ち合せでおっしゃった『菫のお披露目会』『7か月しか生きられなかった菫の人生を証明する場所』にしたいという想いを、なんとか私なりに表現したいと考えたからです」

そして、式は滞りなく終了し、二唐さんと青山ファミリーの関係も、これで終わるはずでした。

しかし、そうはならなかった。それは、お葬式から9か月余りが経った2016年3月26日のことでした。

「フェイスブックを見ておりました。ただスクロールしながらざっとです。その中で私の友人が、ある方の投稿をシェアしておりました。画像には北海道新聞の記事が載っており、見出しに〝心臓の難病　札幌出身・青山環ちゃん〟とありました。なんとなく見覚えがありましたが、ざっとスクロールしていたので通りすぎていました。しかし、やはり気になって、今一度戻って新聞の記事を読んでみると、そこには菫ちゃんのことも書いてあり、環ちゃんとは、あのときの環ちゃんだと気づきました。

そのときの気持ちですか？　正直に申しますと、そのときは環ちゃんへの想いというよりは、菫ちゃんもこの病気だったんだ……と菫ちゃんへの想いが強かったように感じます。ただ言葉ではうまく表せないのですが、ショックというか、哀しいというか、なんとも言えない、すっきりしない感情が湧き立った気がします」

——その記事を読まれて、その後はどうされたのですか？

「モヤモヤしたまま、当時一緒に菫ちゃんの葬儀を行なった部下の平川君にこの記事を転送しました。そして、記事に載っていた〝たまきちゃんを救う会〟のフェイスブックやホームページをその日一日見ていましたね。大きくなったなぁとか、可愛いなぁとか、菫ちゃんの分もがんばってほしいなぁとか、そんな想いと、今私にできることといったら、募金かなぁ、募金しようかなぁと考えておりました。

その時でした。うちの会社の専務から電話があったんです。この専務というのは、先ほどメールしたと言った私の部下の平川君のお父さんです。その平川専務から『環ちゃんの件を社長に話した。後で社長から電話がいく』というんです」

——そして、社長から電話があったんですか？

「はい。すぐに社長から連絡がありました。そして『菫ちゃんの葬儀代金いくらだった？』と聞かれたんです。確か96万とか98万だった気がすると伝えました。すると社長は、こう続けたのです。『葬儀でかかった費用をすべてお見舞い金としてお渡しする』『すぐに青山様に連絡をとり大阪へ会いに行くように』と指示されたんです。

そこで、翌日すぐに青山様に連絡をとるべく当時の資料を確認し携帯電話へ連絡して、4月6日に阪大病院へ、環ちゃんに会いに向かったという次第なのです」

なんと、募金の100万円は、姉・菫ちゃんの葬儀にかかった費用そのものだったというのです。

果たして、その意図とは？

改めて、この会社の社長・村本隆雄さんにうかがいました。

「相談を受けた時、葬儀代金のすべてを環ちゃんのために使ってもらいたいと、すぐに決めました。なぜならフェイスブックで環ちゃんのことを偶然見つけることができたのは、偶然なんかじゃなくて、われわれがご葬儀をさせていただいた菫ちゃんがつないでくれたご縁だと感じたからです。

世界に一人しかいない妹の命を守りたいという彼女の願いが、私たちに届いたのだと思います。ならば、私たちはその彼女の願いを叶えたいじゃないですか。そこで、即座に募金を決めたのです」

——こうした形での募金は、初めてですか？

「震災時の募金や、赤い羽根への募金はよくしますが、さすがにこうした形の募金は初めてですね」

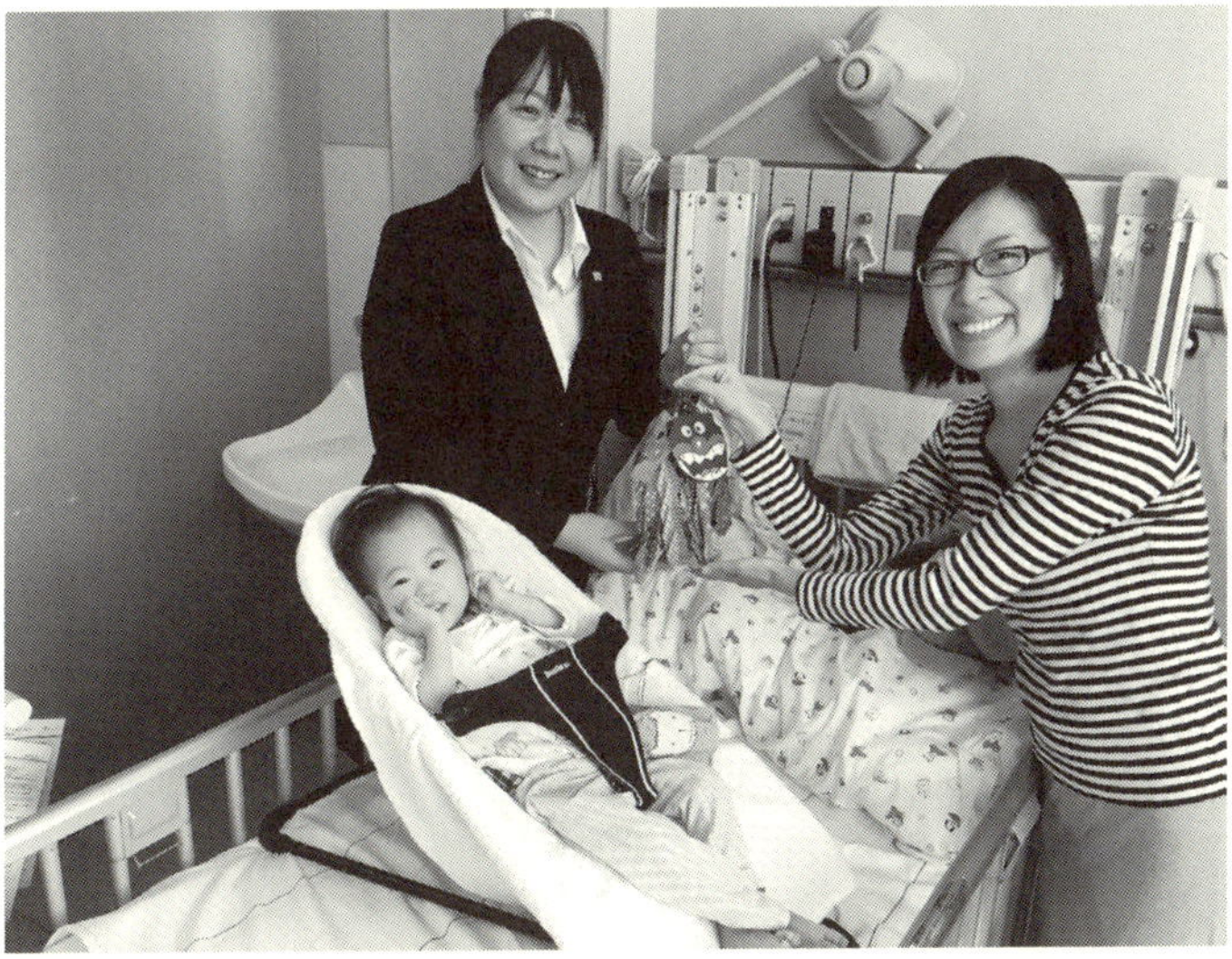

見舞ってくれた二唐渚さんと（2016年4月6日）

――今、青山ファミリーにお伝えしたいことはありますか？

「そうですね。こうして環ちゃんが元気な日々を取り戻すことができたことを、心からうれしく思いますし、私たちと環ちゃんをつないでくれた菫ちゃんに『ありがとう』って伝えたいですね。環ちゃんが元気を取り戻し、家族で幸せな人生を送ることが菫ちゃんにとって何よりうれしいことだと思います」

同じ質問を二唐さんにも投げかけました。

「無事に帰って来られたニュースを拝見して本当にうれしく思います。あの時、札幌に140社以上ある葬儀社の中から弊社に連絡をいただいたこと、そして、私のような葬儀を担当するスタッフが10名以上いる中で私が担当させていただいたこと、私の友人がお母さまのご友人とフェイスブックで繋がっていたこと。私は出会うべくして青山様ご家族に出会ったのではと感じております。

どれだけ辛い、心配な日々を過ごしてこられたのか想像もできません。『どんな想いを青山ファミリーに対してもっているのか？』、それは実に難しい質問ですが、一つ言えるのは、青山さまファミリーに出会えたこと、それは感謝しかありません。青山さまファミリーに出会えたからこそ、新たに出会えた方たちもたくさんいます。なので、感謝です。感謝という言葉しかありません。今は、またいつか大阪に再び会いに行きたいという想いでいっぱいです」

北海道と大阪。そんな物理的な距離など一飛させるほど、やはりここにも環ちゃんと、そして菫ちゃんが紡《つむ》いだ「縁」があったのです。

9 いよいよ渡米。しかし、搭乗してからも……

2016年の8月3日、募金額は遂に目標の3億2千万円に達しました。さぁ、早速アメリカだ！　シアトルだと期待は膨らみますが、現実はそう甘くはありません。実は、環ちゃんの容体がすこぶる悪かったのです。

竜馬パパはこう振り返ります。

「VAD（補助人工心臓）をね、もう一つ付けなければいけないない可能性も出てきたんです。心臓の左室、いわゆるポンプ機能がダメだったんですが、今度は右室《うしつ》でも全身から戻ってくる血液の処理ができなくなってきていて、右房《うぼう》への血液逆流がひどかったのです。実際、アメリカでも補助人工心臓を装着する患者の4割は左室、右室それぞれにVADをつけているとも聞いていたんですが、環の場合は、もうその手術にも耐えられないんじゃないかと心配していました。

でも、現実的にそうした処置をしなければならなくなると、受け入れ側の病院とも改めて相談し直さなければならないし、すなわちそれはデポジットのアップを意味することだし、募金活動をさらに継続しなければならなくなるし、戦略の練り直しをしなければならないのかと非常に気を揉みましたね」

一方、夏子ママです。

「ちょうどその頃、環はICUに入っていたので、私、実はそれどころじゃなかったんです。実際先生には『行けるかどうか?』とも言われていたし。『危険な状態で、気圧の高いところを飛ぶというのは、最悪、上で、空の上で亡くなることも覚悟しておかねばならない』とも言われましたものね」

しかし、そこは医療スタッフの懸命な体調管理と、シアトル側へのこれまた懸命な交渉により、今の状態で、すなわち金額アップを求められることなく2016年9月7日に渡米することが決定するのです。

そのときの竜馬パパの気持ちです。

「よし! よしやるぞ!と思いましたね」

けれど、ここでもすんなりと事は運びません。しかし、今度は医療的な問題ではありません。ビジネス的な問題が発生したのです。それも、患者は蚊帳《かや》の外に置かれる形で。環ちゃんが使用している医療機器のメーカーと、シアトルの病院側の機械を取り扱う契約の問題で、病院側が機械を医療用ジェット機に載せることができないと伝えてきたのです。それも、出発の3日前に、です。

医療用ジェット機は、もう3日後にやってきます。予備日が1日あって翌日であればまだ間に合いますが、このタイミングを逃すと、次いつジェット機を押さえられるかわかりません。また戦略の練り直しが必要になるだけでなく、正直、環ちゃんの命が、その日まで「もつ」のかわかりません。もう一度書きます。今度は医療的な問題ではありません。ビジネス的な問題だったのです。

これに怒ったのが、阪大の医師たちです。直接、シアトルの病院側とメーカー側に電話を入れ、即刻受け入れるようにクレームを入れたそうです。「われわれの目の前には危険な状態の患者がいるんだ」と。

医療関係者がその言葉に弱いのは世界共通。確かに、契約のうえでは認められているものではありませんでしたが、今回は特例として受け入れることを病院側とメーカー側はその翌日に認めたのです。それにスライドする形で出発日も1日遅れの9月8日に決まりました。この日であれば、ジェット機は確保できます。さぁ、いよいよです。

環ちゃんは、その前日から重症回復室に入り、渡米に備えます。ここは両親であっても一緒に泊まることはできません。そこで、この日のうちに病室を片付け、パパとママはいったん自宅に戻ります。そして、9月8日当日の朝早く自宅を出て病院に再び戻り、環ちゃんとともに空港へ向かうことになりました。

その日の様子を夏子ママが語ってくれました。

「パパは先に空港に向かいました」

――パパは別行動なんですね？

「そうなんです。救急車にも乗る人数の制限があって、パパは乗れずに先に空港に向かいました。救急車には私とたまちゃんと、先生たちが一緒に乗るんです。医療用ジェット機にも、パパが乗れないときもあるそうですよ。今回は一緒に乗れましたが」

う～ん、パパは辛いものなのですね。

――ところで、病院を出るときって、どんな感じなのですか？

「回復室を出るときから、たまちゃん頑張ってね、と看護師の皆さんが……。もう、思い出すだけで、涙が出てきちゃいました。色紙を渡されて、内科も外科も、お世話になった先生方が皆、そこに書いてくれていて、『元気になって帰ってくるのを待ってるね』と。そのタイミングで渡してくださるんですよね。私はそこで当然、一泣きして、皆さんにお世話になりましたって言いました。

その後、入退院センターの入口のところに救急車が横付けされ、そこに私たちも向かったんですが、今度はそこに循環器の先生だとか、神経科の先生だとかお世話になった先生方が集まってくれて。神経科の先生もご本人が双子だったから思い入れが強かったのか『がんばってね』って、泣きながら言ってくれましたね。それを見て、私もまた泣いて。さらに、同じ病棟でお子さんが入院しているお母さんだとか、募金を一緒に手伝ってくださったお母さん方もわざわざ来てくれて、手を振ってくれましたね。

私たち病院生活が長かったから、同じような長期入院の患者さんやその家族、さらに看護師さんとは顔なじみで、私なんかもう『お局《つぼね》』化していたので、本当に大勢の方々に見送っていただけました」

そう話す夏子ママの表情は泣いたり笑ったりと大忙し。まさに感謝の気持ちで溢れているようでしたが、もう一方で、こんな気持ちも抱いていたそうです。

「ここまで到達できて、本当に良かったな、と思いましたね。途中で何度も、到達できないかもと思える事態がありましたものね」

しかし、神様はいたずら好きとしかいいようのない事態が起こります。それも決して可愛らしいいたずらではありません。再び環ちゃんの命の危険が訪れるのです。それも、なんと、医療用ジェット機に乗り込んでからのことでした。

竜馬パパです。

「僕だけ先に空港に向かいました。そして、一般の方々とは違うゲートをくぐって出国手続きを済ませ、駐機場へ。もちろん、この飛行機も一般の飛行機が離発着するようなところには止められておらず、まぁ、特別なところに止められていましたね。その飛行機に環と夏子を乗せた救急車は横付けするんです。ですから、彼女たちは出国手続きはしていません。そうした特別な配慮がされるんです。

しかし、この飛行機に上がるというのも実に大変なんです。普通であれば、親が抱っこをしてタラップを上がり機内へと入っていくんですが、環の場合は、症状が悪いので、前

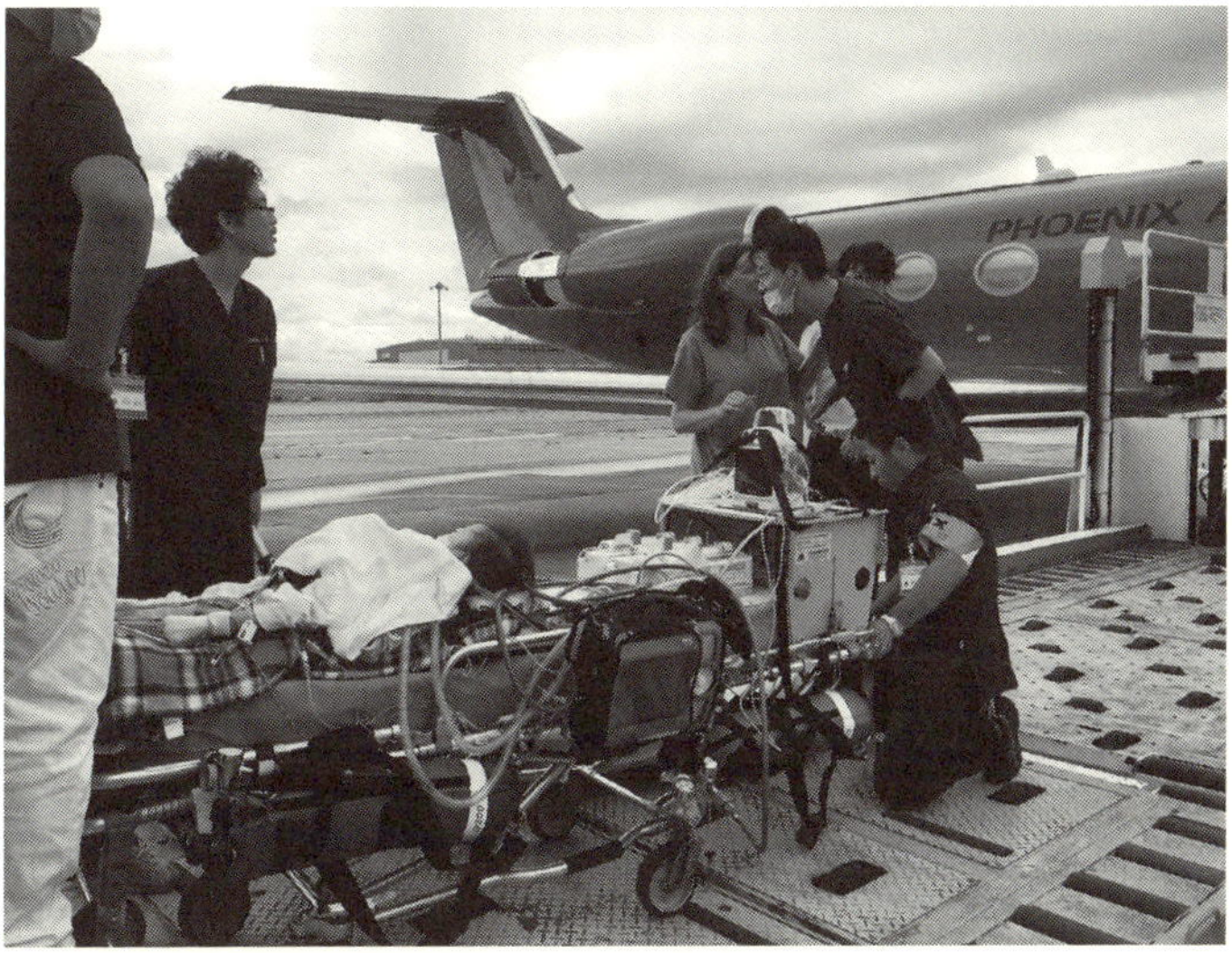

搭乗する直前の様子（関西空港にて：2016 年 9 月 8 日）

日のシミュレーションの段階でそれでは無理だと言われました。点滴も繋がったままだし。

じゃあどうするのかというと、ベッドのまま運び入れるということになったんです。リフトを準備して、ベッドをそのまま上げて貨物室の扉から、まさに『搬《はん》入《にゅう》』するんです。そこで、その担当者に聞いたんです。雨が降ったらどうするんですか、と。すると、『雨が降らないことを祈りましょう』って言われて、もう『えぇ～』という感じでしたよ」

救急車から、飛行機に乗るまでの瞬間、環ちゃんのVADは外されます。設置型の機械のポンプから外され、手押しのポンプに繋がれて、医師が手でポンプを押し続けます。そうすることで、血液を環ちゃんの身体全体に回し続けるのです。なんともアナログ的手法。そして、飛行機に乗り込んだ後は、また機械式のポンプに繋ぎ合わせます。問題は、その後起こったのです。

「飛行機に皆乗り込み、環も飛行機の機械に無事繋がりました。機長も『いいか？』と聞いてきて、さぁ行くかとなった瞬間ですよ。また、です。トラブルです。ＶＡＤのメーカーの専門ナースも一緒に飛行機に乗り込んでくれていたんですが、その彼女が、ザワザワ、ソワソワしているんです。

話を聞いてみると、血が滲《にじ》んでいると言うんです。ＶＡＤです。ＶＡＤのポンプの中に銀の膜があるんですが、そこから血がジワジワ滲んでいると言うんです。確かに見てわかりました。血が漏《も》れていました。

パコパコと動いているこの膜は、まさに心臓の拍動そのものです。この膜の拍動が、まったく動かない環の心臓の左室に代わり大動脈へと血液を送ってくれているのです。その膜は三層構造になっていますが、そのうちの一つが破れたようです。だから血が滲んでいる。もし、すべての膜が破れれば、心臓が壊れるのと同じ、心停止で、循環不全に。死んでしまいます。けれど、飛んでいる間にも気圧の関係でそういう事態が起きかねません。

ＶＡＤのメーカーのナースは先生にこう説明していました。『あと二つの膜はもつかもしれないけれど、もたないかもしれない』と。そして、どうするかは、先生次第だと言うのです。そこは、はっきり聞こえました。『depend《ディペンド》 on《オン》 you《ユー》』と」

――それで、先生は、どう答えたのですか？

「やる！と。交換しましょう、ポンプを、と」

――それを聞いて竜馬パパは、どう思いました？

「一言で説明すると、ＶＡＤに繋がっているホースをクリップで止めて、新しいポンプに繋ぎ直すということなんですね。こう説明すると簡単そうで、確かに入院中も２〜３回は同じようなことをしたことがあります。でも、それって手術と変わらないので、手術室で、クリーンルームで行なうものなんですよ。

その瞬間、何かの菌が入れば感染症を起こしてしまいます。それを先生は『今から、ここでやります』と言う。本当にそんなことができるのかと心配で仕方ないですよね。でも、これ今やらないことには、次また、いつ行けるかわかんない。でも、よりによってここまで来て、こんなことになるなんて。どこまで僕ら家族に試練を与えたら気が済むのだ、という感じですよ。よく胸がはち切れそうと言いますけど、本当に、もうはち切れま

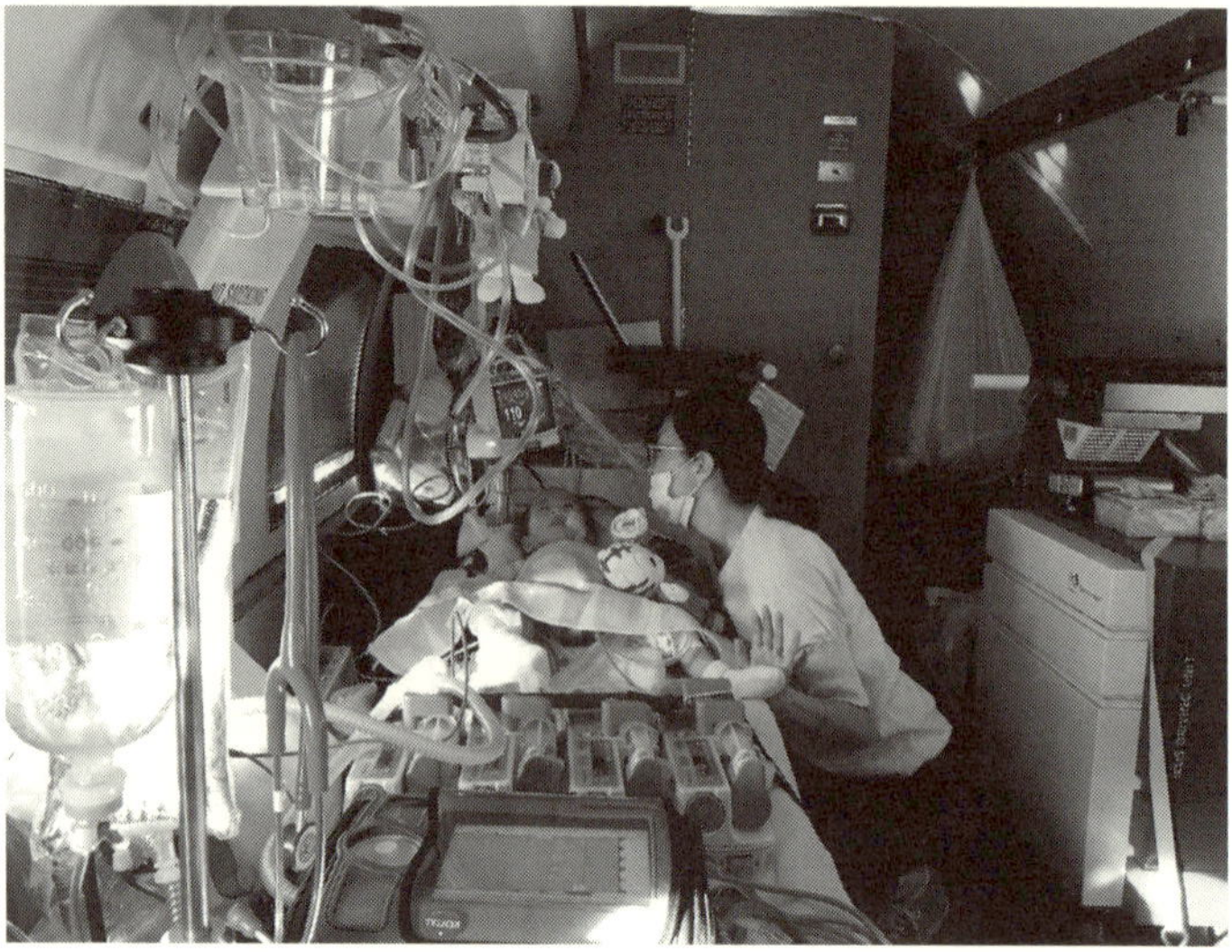

医療ジェットの機内（2016年9月8日）

した」

――そして、実際にその場でVADポンプ交換という手術をしたわけですか？

「そうです。阪大の医療スタッフと、迎えに来ていたアメリカのスタッフと即席のチームで。もちろん、すべて英語です。場所も狭いですしね。皆、すごいですよ、本当に。手術自体は15分ぐらいだったかな。しかし、その間、生きた心地がまったくしなかったですね」

手術は無事成功。飛行機は1時間遅れで飛び立つことができました。

――そのときの気持ちを竜馬パパに聞きました。

「ハァ〜〜〜〜、という感じ。何もしゃべれないですよね、しばらくの間は。ただ、やっと飛べたという感じでしたかね。先生も『やっとここまで来られましたね』とおっしゃっていました。本当に、ドラマよりドラマでしたね」

一方、夏子ママは、まだこんな心配をしていました。

「飛行機に長時間乗って現地に着くと、やっぱり疲れから心臓もダメージを受けて心機能が低下すると先生から聞いていました。だから依然心配していましたね。出発できたことはホッとしたけど、着いた後のことをもう心配していました。たいていの患者さんは、長い飛行を終えた後には、皆そうなると言われていましたから」

環ちゃんは半分眠らされている状態で、13時間後には、アラスカのアンカレッジ経由で無事シアトルに到着します。

さて、ママの心配通り心機能に変化はあったのか？　大丈夫だったのか？　実は、その結果は結局わからず仕舞いでした。なぜ？って、それは後で詳しく申し上げましょう。

ここまで苦労が多かっただけに、神様はようやく、本当にようやく素敵なプレゼントを手渡しに来たのです。

10
渡航移植のための、たった一人の女性の大きな存在

影の苦労人と呼ばせてもらいます

ところで、皆さんはこんな疑問をもちませんでしたか。環ちゃん家族をアメリカはシアトルまで運んだあのジェット機って、まさか定期便じゃないよね？　チャーター機だよね？　それってＡＮＡなの？　ＪＡＬなの？　えっ、違うの？　じゃあ、どこに頼むの？　というか、そもそも誰が手続きするの？　そうそう、手続きといえば、出国・入国手続きはどこでしたの？　環ちゃんも税関通ったの？　「パスポートプリーズ」って言われたの？

……と、少し落ち着いて考えると、いくつものクエスチョンマークが頭の中で飛び交います。

まず、飛行機はもちろんチャーター機です。「メディカルジェット」と呼ばれるもので、VIPが乗るような小型ジェットに、患者用のベッドをはじめ酸素ボンベや心電図のモニターなど必要な設備を備え付けた医療仕様の飛行機です。そうした医療ジェット専門の航空会社があるのです。当然その飛行機は、定期便が行き交うような通常の滑走路ではなく、特別な場所で待機します。一方、その飛行機に乗る乗客の方ですが、竜馬パパは、空港で出国手続きは普通に行ないましたが、特別なゲートを通って飛行機へと向かいました。

では、夏子ママと環ちゃんは？　彼女たちは民間の救急車で空港に乗り付けると、そのまま滑走路へと入り、チャーター機のすぐそばまで連れて行ってもらいました。そしてそのまま自身では出国手続きなど一切せずに飛行機に乗り込んだのです。確かに一秒一刻を争う事態、こうした特例もあるのだろうなとは思いますが、その手続きは果たして誰が代わりに、どの時点で、どのようにして行なってくれたのでしょうか？

患者家族が自ら行なうことなど絶対不可能。救う会であっても、それは無理な相談だと思われます。そこで竜馬パパに、聞きました。こうした手続きはどこで誰がしているのかと。竜馬パパの返答は、驚くべきものでした。

「たった一人の女性の方がこれらすべての手続きを行なってくれているのです」

パスポートやビザの申請、チャーター機の手配に、民間救急車の手配、出国・入国の手続きに、現地での宿舎の手配など、ありとあらゆる渡航にかかわる手続きを、日本国内にいながらにして、たった一人の女性が行なっているというのです。

竜馬パパは、こう続けました。

「彼女こそ、影の苦労人です」と。

そこで、この彼女に会いに行きました。お会いした場所は東京。そして彼女は旅行会社の社員でした。そりゃそうでしょう。でないと、これだけの手続きは素人にはできません。そして、それはちゃんとフィー(手数料)を取って行なう「お仕事」でした。

しかし、竜馬パパはこう言います。

「確かに仕事と言えば仕事ですが、実際は手弁当の部分もずいぶんあると思います。また、海外との交渉なので時差もあり、深夜・早朝の連絡も多いはずです。実際、彼女がいないとわれわれは身動き一つ取れません。本当に僕ら家族に寄り添ってくれ、支え続けてくれた一人なのです」

さぁ、その彼女の所属する会社名や、当然、彼女のお名前などをここで披露したいのですが、彼女はインタビューの冒頭にこう注文を付けたのです。

「確かに私は旅行会社の社員ではありますが、この仕事は、会社の本業ではありません。私も、この活動を宣伝したいわけでもありません。実際、一度は会社のホームページに紹介されたこともあるんですが、私のほうから会社に、それは出さないでくれと頼みました」

——どうしてですか？

「正直、人の命に関わる仕事じゃないですか。会社ですからボランティアで行なうわけにはいきません。当然、利益は戴《いただ》いています。しかし、繰り返しになりますが人の命に関わる仕事ですので、それが、私には何だか少しひっかかるのです。ですから、あえて宣伝をしたり、売り込むものではないと思っています。そういう理由ですので、今回のインタビューでも、会社名や私の個人名を出さないという条件でお話をさせてください」

そこで、ここからは彼女のことを、ただ「Mさん」とだけお呼びすることをご容赦ください。

このMさんとお会いした際のイメージですが、すごく失礼な表現をすると実に「普通」。

若すぎるわけでもなく、だからといって決してご高齢でもありません。エネルギッシュすぎるわけでも、クールで冷たく感じるわけでもありません。

お話も、淡々と論理的にお話をされるごくごく普通のビジネスパーソン。しかし、このMさんには、これまで海外移植をした患者の皆さん、そして家族の皆さん、実に大勢の方々がお世話になっているのです。

「もともとは病院の先生方の海外渡航のお手伝いをさせていただいていたんですが、あるときトリオ・ジャパンの方から『患者さんをオーストラリアに送るので何か手助けをしてくれないか』と依頼を受けたんです。そのことをきっかけにしてこのお仕事がスタートしました。ここ10年は、海外に渡られる小さいお子さまの患者さんのお手配は、ほとんど私がやらせていただいていますね。

数ですか？　当初は年に一人か二人でしたが、最近は年6～7件はありますので、もう100件は超えていると思いますね」

――ところで、Mさんは、具体的にはどんな作業をされておられるんですか？

「最初は、本当にただビザの手配程度から始まったのですが、今はまず、飛行機の手配、現地に着いてからの車の手配、飛行機に同乗されて行かれる先生方の泊まられるホテル。もちろん家族の方も住む場所が確定するまでは、ホテル暮らしとなりますので、その手配もします。こっち(日本)に帰ってからの車の手配というのもありますね。

また民間の飛行機で渡航する場合、機内で医療機器が使えるかそのチェックとか、ビザなどのさまざまな手続きの申請をまとめてするとか、あっ、空港での記者会見の準備をするといったマスコミ対応もあります。まぁ、そういったことですね。

──そういったこと、って一言でおっしゃいますが、実に煩雑《はんざつ》な作業ですよね。

「そうですね。ほかの人がポンと来てもできる仕事ではありませんね。全部の流れがわかっていないとできませんよね」

──Mさんが交渉する相手先とは、どういった方々になるんですか？

「まず、チャーターする医療ジェット機のハンドリング(運用)会社。それと空港会社。夏子さんや環ちゃんが、滑走路に直接救急車で入れたのもこの空港会社が事前に段取ってくれていたからです。また民間の救急車を手配してくれる会社や、現地のコーディネーター、当然ですが現地の病院とも連絡を取り合います。

それから、チャーター機に乗せる医療機器の会社とも連絡を取り合います。医療機器って、1台手配すればいいというものではないんです。何か故障やトラブルがあったときに備えて2台用意してもらうんです。そうした機器の空き情報なども、その医療機器会社と何度も確認し合います」

——しかし、普通の海外旅行と違って、何か月も前にこの日に発ちますということが確定できるものではないじゃありませんか。そのあたりはどうされるんですか？

「先読みをするんです」

——先読み？

「そうです。先読み。このへんで行けそうだから、いついつに押さえておいてね、と伝えるんです。あまり表には出すものではありませんが、救う会の募金の集まり具合を見ながら段取っていきます。そろそろ募金が集まって、デポジットも送れそうだとなると、ビザの手配をして、さまざまな相手に『このへん空けておいてね』と根回しをするんです。たとえば、大使館もそうです。普通の人がビザの発給の申請をすると1週間や2週間かかるのは当たり前ですが、大使館の方々もわかっていてくれていて、私から出されるのは医療案件で緊急要請であり、書類も当然揃っていると承知してくれるので、面接をしたその翌々日にはビザを発給しパスポートを送ってくださいますね。

なので、私は、そうした方々の中間に立って調整・連絡・確認・報告をしているだけで、私の裏にはいろいろな方々、協力していただけるさまざまな方々がおられるからこそできる仕事だと思っています。サッカーでいうところの攻守の要・司令塔であるミッドフィルダーのような役どころかと思いますね」

――しかし、それだけにあっちに目配り、こっちに気配りと、一時も気の休まることがないお仕事では？

「そうですね。日中は先生方やご家族とのやりとり。一方、渡航先が今回のようにアメリカですと日本と時差がありますので、現地の関係者には、わが社の営業時間内で対応していると手配が遅れてしまいます。

一日でも早く出発させてあげたいと思うと、メールでのやりとりであっても、向こうが起きている時間帯にやりとりをしたほうが事が早く済みますので、深夜・早朝の作業が増えますね。さらに出発ギリギリになると、夜中に海外とやりとりをして、日中は先生方やご家族と打ち合わせをして、そしてその合間に2時間くらい睡眠をとって、また打ち合わせという生活が1週間くらい続きますね。

アメリカの会社からは『日本では、今、夜中の2時か3時でしょ。なぜこんな時間に連絡が来るんですか？』と言われますね。まぁ、ずっとではなく限定的な期間だけのことですけど」

そう言ってMさんは笑いました。

本来、自国で行なわなければならない医療

そんなMさんは、旅行業界に熱望して入ったというわけではなく「ちょっと興味がある程度」で、「旅行もそんなに好きだったわけでもない」と言います。旅行代理店にたまたま入って、たまたまこの仕事に当たっただけとも言います。

「基本めんどくさがりなので、なぜこんな仕事をしているのだろうなと思いますね。本当にめんどくさがり屋なんです。面倒なことが嫌いなんです、ものすごく。だからこの仕事を、よくここまで続けられているなぁと思いますね」

——では、なぜここまで続けられたんでしょう?

「続けられた理由ですか? う〜ん、自分という人間を必要としてくれている、というか、こんな私でも役に立つ、世の中の役に立っているのかなと思えるからですかね。それで、大切な命を守ることに少しでも携わることができるのであれば、やっていきたいなと思うんですよね」

――しかし、これだけハードなお仕事ですので、辞めたいと思ったこともあったでしょ？

「もちろん。もう二度とやるもんかと、たぶん百回は思ったんじゃないかな。私の仕事は、患者さんやその家族の皆さんの心に寄り添わないとなりません。しかし、なぜ私がこんな思いをしなくちゃいけないのと思うようなことも、患者さんやその家族の皆さんからいろいろ言われます。

私が『はけ口』になっているんでしょうね。先生方には言えない、救う会にも言えない。そこで、話を聞いてくれそうな私にぶつけるんでしょうね。たとえば『募金は集まったのになぜ出発できないの？』とかね。それは、先生方の都合、受け入れ先の病院の都合、ベッドの空き状態、ジェット機のスケジュールなどすべての条件がマッチしないと行けないんです。でも『なんで行けないの？』の一点張り。

本当に嫌だなぁと思うときがあります。けれど、それで私が投げ出したら、困るのは患者さんであり、家族の皆さんなんですよね。それは、やっぱり人としてやっちゃいけない。そして、やり続けていると『ありがとう。あなたがいてくれて助かった』という言葉を掛けていただけたりする。すると現金なもので、あぁ良かった、こんな自分でも役に立っているんだ、もっともっとご家族に寄り添って、もっともっと気持ち的に楽になっていただければと、思うんですよね」

――ところで、Mさんは、患者さんが渡航される際には、毎回お見送りに行かれているそうですね？

「もちろんです。見送りのときだけでなくお迎えにもまいります」

――お迎えにも？　しかし、海外渡航をしたからといって、残念ながら、全員無事に帰って来られるわけではないですよね？

「そうですね。何人も帰って来なかった方を見てきました。しかし、それでも都合がつくかぎりは毎回お迎えにも上がります。お見送りの際には、行ってらっしゃい、帰って来られること待っていますねと送り出しているわけですから、帰って来られる際には、お帰りなさいとお出迎えに行っています。

結果的に残念ながら亡くなって帰って来られる場合でも、その時、そこに、その子がいたことに変わりはない。骨になり帰って来られたとしても、その子には変わりありません。もちろん、亡くなって帰って来られるときは辛いです。辛いですけれど、そこにおられたことには変わりないのですから、お帰りなさいと、その子に向かって言いますね。

確かに、そうすることは家族の方にとってはご負担かなと思うこともあります。実際、一度ご家族の方にお聞きしたことがあります。その方はこうおっしゃいました。『うれしいですよ。渡航する際には、マスコミをはじめワァーと皆騒いで送り出してくれます。しかし、不幸な結果となって帰国したときはどうでしょうか？　そうしたときに知っている顔が一人でも、たった一人でもいてくだされば、うれしいですよ』と言われて、それ以降は続けていこうと思ったんです」

それにしても、これだけハードで煩雑な仕事をMさんがたった一人で行なっているというのはいかがなものでしょうか。Mさんの後任を育てるとか、バックアップ体制を急ぎ構築する必要があるのではないでしょうか？　そう尋ねるとMさんはこう答えました。

「確かに徹夜をすると身体が震えてくることがある年齢にはなりました。しかし必要とされるかぎり、体力が続くかぎりは続けていきたいと思っています」

——そうはいっても、やはり後任を育てる必要はあるのではないですか？

「後任の者が見つかったとしても、私のやり方を教えてもらうというのは嫌じゃないかな。それに、こんな苦労をほかの人にはさせたくないし」

そうかもしれませんが、それではいつか海外渡航は回らなくなるのでは？と、しつこく質問をすると、Mさんは小さな声でこう答えられました。

「願わくは、私がこの仕事をもう辞めたいなと思った頃には、私のような役割をする人がいなくても済む時代になっていればいいなと思っています。だって、こうした手術は、本来、海外に行くことなく、自国でしなければならないことだと思うからです」

◘◘◘◘◘◘◘

なるほど。Mさんはそんな想いでお仕事をされていたのですね。さて、Mさんが喜んでこの仕事をお辞めになる日は、果たしていつになるのでしょうか？

しかし、今のところMさんは、海外での臓器移植を希望する患者やその家族の皆さんを、たった一人で「影の苦労人」として支え続けているのです。

これが、わが国の臓器移植の現実なのです。

Ⅲ

たくさんの人に支えられて

——なんでもない日が愛おしい

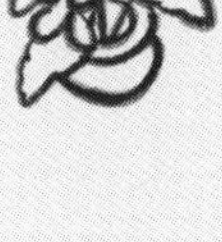

11 奇跡が奇跡を呼ぶことは本当にある

これは審問か？　尋問か？

２０１６年９月８日、キング郡国際空港着。

環ちゃん家族は、13時間にも及ぶフライトを経て、アメリカはワシントン州のシアトルに到着します。ワシントン州は、アメリカ西海岸の最も北にある州で、その中でシアトルは州都でこそありませんが、州内最大の都市。アメリカの西岸でも有数の国際都市でもあります。緯度でいうと、北海道のさらに北、樺太《からふと》あたりになりますが、冬もさほど寒くはありません。

あのイチロー選手が所属しているマリナーズの本拠地もここにあります。その他、ボーイング社やマイクロソフト、アマゾン、スターバックス、コストコなど世界的な企業がこの地で誕生したことでも有名です。しかし、青山ファミリーにとっては、そんなことに関心を寄せている暇などありませんでした。

日本を飛び立つ前にはビジネス的なトラブルで出発日が変更になり、さらにはVADに不具合が見つかって、なんと機内でそのVADのポンプの交換をするという前代未聞の、竜馬パパの言葉を借りれば「胸がはち切れた」非常事態が起こりますし、その後上空では大きなトラブルこそ発生しませんでしたが、環ちゃんの病状は依然重篤《じゅうとく》であることにはなんら変わりはなかったのですから。

空港では、シアトル小児病院のスタッフが待ち受け、出発前に日本ですでに手配していた救急車に乗って、病院へと向かいます。シアトル小児病院は、その名の通り小児の総合病院です。設立は1907年と古いものの、設備は新しく、またベッド数が250に対して医師の数は千名を超えているなど手厚い治療ができる体制が整えられていて、全米でも屈指の病院です。

さぁ、いよいよです。しかし、無事到着したからといって「ホッとできる」時間などありません。何よりもまず「レシピエント（移植希望者）登録」「移植リストに載せること」が最優先だと病院側から急かされ、荷物の紐《ひも》を解く暇もなくその日の午後一番から、これまた竜馬パパの言葉を借りれば「尋問《じんもん》」がスタートすることになるのです。

「脳とか、肺とか、神経とか、免疫《めんえき》とか、薬とか、さまざまな部署から、もう数えきれないくらい人が来て、同じ質問をしてくるんですよ。現状はもちろん、環が生まれてから今までのことを、50から60のチームが来て、ずっと質問をするんです。もう多すぎて、わけがわかんないんですよ。

このヒアリングのために僕らの病室の前には、順番を待つ行列ができたくらいでした。本当は、時差ボケで眠いんですけど『ここを頑張らないと』『ここが一番大事だから』と言われて、同じような質問に、懸命に答え続けていましたね」

この「尋問」は、この日の夕方6時頃まで続くのですが、結局それでは終わらず、翌々日の9月10日の午前中まで続くことになります。

一方、環ちゃん家族をここまで連れて来た大阪大学の医療チームとは、あくる日の9月9日でお別れ。あわただしく去っていきます。国内にも多くの患者が待っているのですから。竜馬パパ・夏子ママとも、宿舎前で短い挨拶を交わしてお互い手を振ります。

「あぁ、行っちゃった」と彼らを見送った後、病室に戻ると、なんとナースが泣きながら竜馬パパを手招きしているではありませんか。彼女はマリーという名前でした。何事かと思い、そのマリーのそばに近寄ると、彼女はこう話したのです。

「モジャモジャ頭の心臓外科医がいたでしょ。彼は、泣きながらタマキに『がんばれ！』と言って帰って行ったよ。泣きながら、ね。これだけ日本で大切に愛されているタマキを、シアトルの私たちも愛さないわけはないでしょ。一緒にがんばりましょう」と。

竜馬パパは、言います。

「先生は、別れ際には、そんな素振りを僕たちには全然見せなかったんですよ。ましてやその先生は普段はすごくぶっきらぼうでポーカーフェイス。でも、ナースが、この彼女だけでなく、周りのナースたちも、泣きながら、そう教えてくれたのです。

先生は人目をはばからずに泣いていたんだろうな。僕も、それを聞いて、先生が泣きながら環に『がんばれ！』と言って帰っていったと聞いて、ほんと泣けて来ちゃいました」

ところで、意地悪な見方ではありますが、先生のこの涙の本当のわけは、さてなんだったんでしょうか？　もちろん環ちゃんのことが心配で、彼女のことを心配して涙を流してくれたんでしょう。しかし、それだけだったのでしょうか？　ここまで診続けてきて、結局最後まで医師の責任を全《まっと》うできない辛さだったり、ここまで来てもあわただしく帰国しなければならない今の自分の立場への悔しさだったり、自分を取り巻く環境の不条理さへの怒りもあったのではと邪推《じゃすい》してしまいます。

実際、9月8日にシアトルの空港にジェット機が着いた時点で、一人の医師は、なんとんぼ返りで日本へと帰っているのです。次の仕事が日本であるから、というのがその理由です。本当に到着するなり、キング郡国際空港の滑走路からウーバーに乗り、一般の国際空港であるタコマ空港へ移動し、ANAの飛行機に乗り帰っていったのです。これが、日本の移植医療の現状なのです。こうした医師たちのハードワークのもと、移植を求める患者たちの海外渡航は成り立っているのです。

竜馬パパは、こう言います。

「われわれ患者家族からすると、先生たちが最後の砦《とりで》なんです。そんな彼らが疲弊《ひへい》していくのは本当に心配です。彼らのマンパワーだけで日本の移植医療が支えられているのはおかしいと思います」

移植リストに載った日から奇跡が始まった

さて、9月10日に戻りましょう。そう、奇跡の9月10日です。

さまざまな「尋問」がようやく終わり、この日の午後に、担当医からこう告げられます。

「コングラチュレーション！　移植リストに載ったよ」と。

これで、まずは第一関門突破です。竜馬パパと夏子ママは、この言葉を聞いて、すぐに仮眠したといいます。移植リストに載った。後はドナーが現れるのを待つだけだと、ようやくスタートラインに立てたという安心感がそうさせたのでしょう。

この病院には「クワイエット・ルーム」というのが設けられていました。日本語に訳せば「静寂《せいじゃく》の部屋」とでもなるのでしょうか。家族たちがICUでずっと待っているだけでは疲れてしまうだろうということで、静かに読書や瞑想《めいそう》できるようにと、この部屋があるようです。小さなホテルのロビーのように、いくつかの机と、いくつかのソファが、そこには置かれているのでした。

その日の午後、仮眠から目覚めたばかりの竜馬パパと夏子ママは、担当医から、この部屋に来るよう呼ばれました。そして、担当医が、何か英語で話したのです。パパには、その英語は聞き取れませんでした。しかし、その傍らで、ママは「エェー」と叫んで、泣き始めたではありませんか。竜馬パパは夏子ママに聞きました。「どうしたの？」って。すると、ママは、こう答えたのです。

「見つかったって。ドナーが見つかったって、言ってるよ」

もう一度書きます。この病院に到着したのが、9月8日。そして、この日が、その3日後の9月10日。その日のお昼に移植待機リストに載ったばかりです。にもかかわらず、ドナーが見つかったという連絡が入ったのです。

ドナーは用意されるものでも、準備されるものでもありません。患者側はただ待つだけ。何日も何日も、何か月も何か月も。そして1年を超えても。日本での小児心臓移植であれば、ドナーが見つかるまでの待機期間は平均およそ650日にも及ぶというデータがあります。2年近くも待つのです。それが、渡航してから3日目、ドナー登録をしたその当日にドナーが見つかったのです。

そのときの感情を竜馬パパは、こう説明します。

「わけがわからなかったですね。その一方で、自分の感情がおかしくなっているのがわかりました。うれしいんだか、哀しいんだか、驚いているんだか……何がなんだか、わけがわかんないんですよ。時が止まっているというか、真っ白というか、すべての感情が一気に降り注いできた感じがしましたね」

——感情がおかしくなる、それは何だか想像できます。しかし、哀しい気持ちというのは、どういうことなんでしょうか?

「もちろん、この瞬間を望んでアメリカまで来たわけですけど、ドナーのことも思います。どこの誰かは決して教えてくれないけれど、環と同じくらいのお子さんが亡くなって、その子のお父さんとお母さんが尊い決断をしてくれたという事実が、ここには間違いなくあるはずですよね。

そういうことを思うと、何だか……。もちろん、ドナーが現れることを望んでアメリカにまで来ているはずなのに。そういうことを思うと、やはり哀しいし。でもやっぱり、アメリカに行ってこいと、僕らの背中を押してくれた何十万人もの人々がおられて、炎天下で募金活動をするなど、僕らを応援してくれていたわけだし……そんないろいろなことが、走馬灯《そうまとう》のように巡って、頭の中がおかしくなっていることがわかりましたね」

――ドナーが見つかったと聞いて、そのとき先生には、なんと答えたのですか？

「リアリーって？　本当ですか？って。その一言だけ。すると先生は『嘘みたいな話だけれど、これは本当のことなんだよ』って、おっしゃってくださいました」

夏子ママは、この日のことをこう振り返ります。

「移植リストに載った段階で、病院側から、ドナーが現れるまでの心づもりをまとめた日本語のマニュアルを渡されたんですよ。『それ、読んどいてね』って。だいたい10項目ぐらい書かれていたんですが、その3項目あたり、移植リスト登録とは、みたいなあたりを読んでいるときに呼ばれたんですよ。読み切る前に、もう呼ばれちゃったんですよ、ドナーが見つかったって」

――そのときの気持ちを一言で表現すると何になるんですか？

「う～ん、安堵《あんど》かな。うん、安堵かな」

――それだけに、ドナーが見つかるかどうか不安だったわけですよね。

「そうです。本当に不安でした。アメリカまで来たけれど、見つかる保証はどこにもなかったわけですからね」

このドナーが見つかったという瞬間が、夏子ママにとっては一番うれしい瞬間だったと言います。しかしその後は、また「怒濤の時間」がやって来ます。今度は、移植手術の説明をするために麻酔医や外科医が入れ替わり立ち替わり説明しにやってくるからです。その際、外科医はこう説明したそうです。

「心臓手術は、すごく簡単さ。僕は絶対に失敗しないので安心してほしい」と。

あたかも、日本の人気ドラマのような台詞《せりふ》を言ったのです。私は絶対失敗しないと。しかし、ドラマと現実はやはり違います。その際、こんな書類も提示されました。そこには「環が、もしも万一亡くなった場合には、ドナーになりますか？」と書かれていました。

担当の外科医は、その書類を見せながら、もう一度、こう言ったのです。

「でも、絶対、失敗はしないよ。心臓手術は簡単なんだから」

この医師は、以前はニューヨークの病院にいたそうです。ニューヨーク？　竜馬パパは、あることを思い出しました。

「確か、環と同じ拡張型心筋症の子どもの心臓移植をしたのがニューヨークの病院だったかと。その子の手術は無事成功し、今では、彼の両親も僕らを応援してくれている。その子の名前はユウト君。この先生は、このユウト君を知っているのだろうか」と。

ユウト君とは、２００９年、彼が5歳のときに特発性拡張型心筋症を発症し、彼の命を救うためには心臓移植しかないと、環ちゃんと同じように寄付を募って渡米した横山由宇人君のこと。彼の場合はニューヨークのコロンビア大学に入院し、２０１０年の9月に無事手術は成功。彼のご両親たちは、その経験を活かして、この「たまきちゃんを救う会」にも応援や助言をしてきてくれました。そんな彼のことを、先生に聞いたのです。「ユウト君を知っているか?」と。先生は、答えました。

「忘れるわけないじゃないか。『トーヨーボー』（大人用補助人工心臓のこと。東洋紡製のためこう呼ばれ

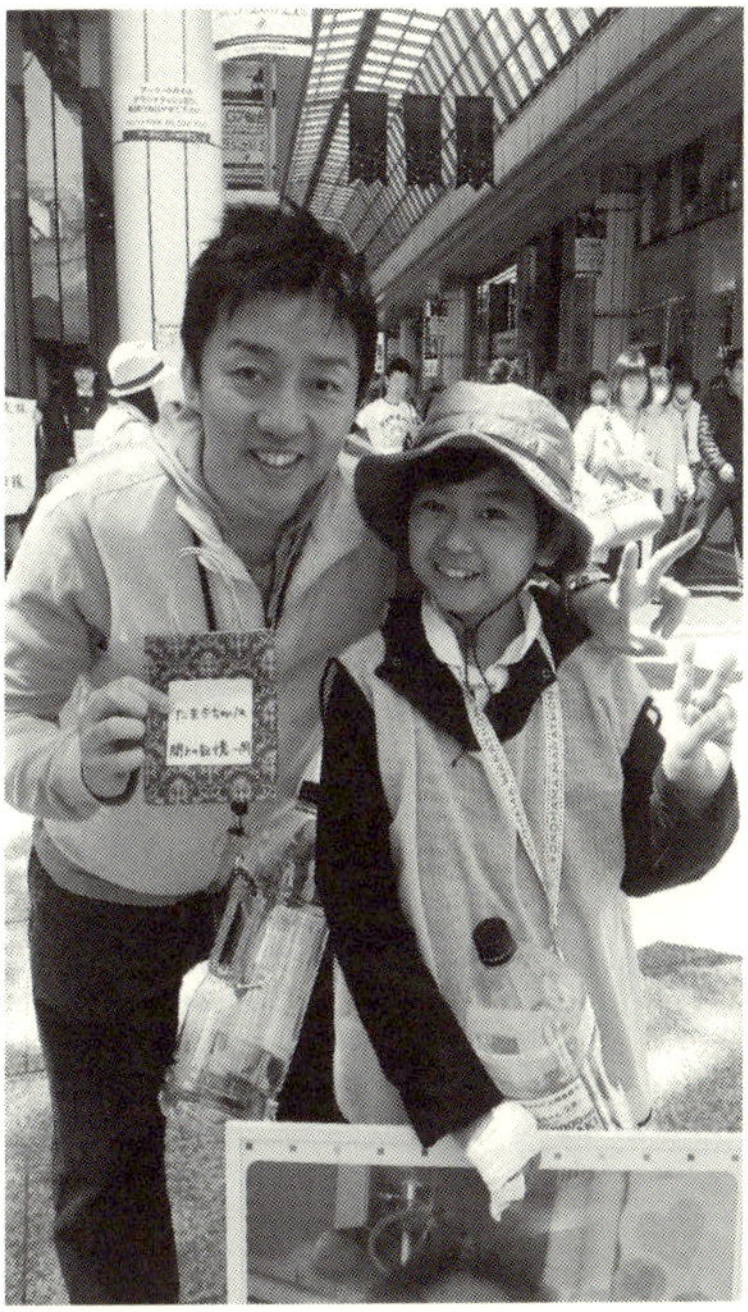

仙台での募金活動に応援に来てくれた
横山由宇人くん（2016年6月5日）

る）のユウト君だね。彼を執刀したのは僕だもの。ワールド・イズ・スモールだね」と。

ここでも、また、こんな奇跡の出会いがあったのです。この出会いは、両親たちをさらに勇気づけました。

竜馬パパは、こう振り返ります。

「僕らより先に渡米した子は、その時点でもまだ待っていました（このとき金田涼香ちゃんがシンシナティ小児病院で、片坐康祐ちゃんがロマリンダ大学小児病院で待機中だった）。それが、僕らは渡米して3日目にドナーが現れた。でも、僕らだって、出発が一日でも遅れていたら、どうなっていたんだろうと思います。このドナーに出会うことは決してなかったにちがいありません。そして、執刀医は僕らもよく知っているユウト君の命を救った先生。これは心強かった。僕らは、やはり幸運に恵まれていると思わざるをえませんでしたね」

もう翌日には手術

手術の開始は、翌日9月11日の午前1時からと決まりました。手術前のさまざまな手続きが済んだ後は、ただ「待つだけ」の時間となります。病室には環ちゃんを挟んで、竜馬パパと、そして夏子ママだけ。さて、そんな時、夫婦はどんな会話をするのでしょうか？

竜馬パパに聞きました。

「そうですね。『どうなんだろう、ね？』であるとか『ドナーの子って、どんな子だったんだろうね？』とか……そんなこと、でしたかね」

――それに対して、夏子ママは、なんと？

「……いいえ、たぶん、何も答えてはくれませんでした。僕が独り言をつぶやいているだけの感じでしたかね？」

――では、反対に夏子ママは、何かつぶやいておられましたか？

「……記憶に、ありません」

二人にとっては、時計の針が進んでいくのを、本当にただ待っているだけの時間だったのでしょう。二人の間を、カチカチと時計が刻むその音だけが流れていったにちがいありません。

カチカチ、カチカチと。

さぁ、間もなく環ちゃんは手術室に、という時刻になって、ナースは驚くような提案を竜馬パパにしてきたのです。

「最後になるかもしれないから、タマキを抱っこする？」

「最後になるかもしれないから」確かに、そうかもしれませんが、もし日本でこう言われたら、「なんと無神経な」と場は凍《こお》るでしょう。しかし、シアトルのナースは、実にサラッと言ったのです。あたかも、毎度毎度そう言っているかのように。

一度は「彼女が辛そうだから遠慮しておくよ」と断った竜馬パパですが、再度ナースは「さぁ！　モルヒネを打ったからこれで大丈夫！」と言って環ちゃんを抱え上げ、抱っこするよう促したのです。

竜馬パパは、その勢いに押されて「あぁぁぁ」と言って、環ちゃんを抱きかかえます。麻酔で半分眠っているとはいえ、その小さな身体には、さまざまなチューブやホースが繋がれ、見ているだけでも痛そうです。これが、本当に「最後」の抱っこになるのか？　午前0時半。環ちゃんはベッドに乗せられ、手術室へと、ついに運ばれて行ったのです。その様子をただ見送ることしかできない両親たち。

竜馬パパは、そのときの感情をこう表現しました。

「あっ……行っちゃった」

確かに、そうとしか表現できないのかも。

一方、夏子ママはこう言いました。

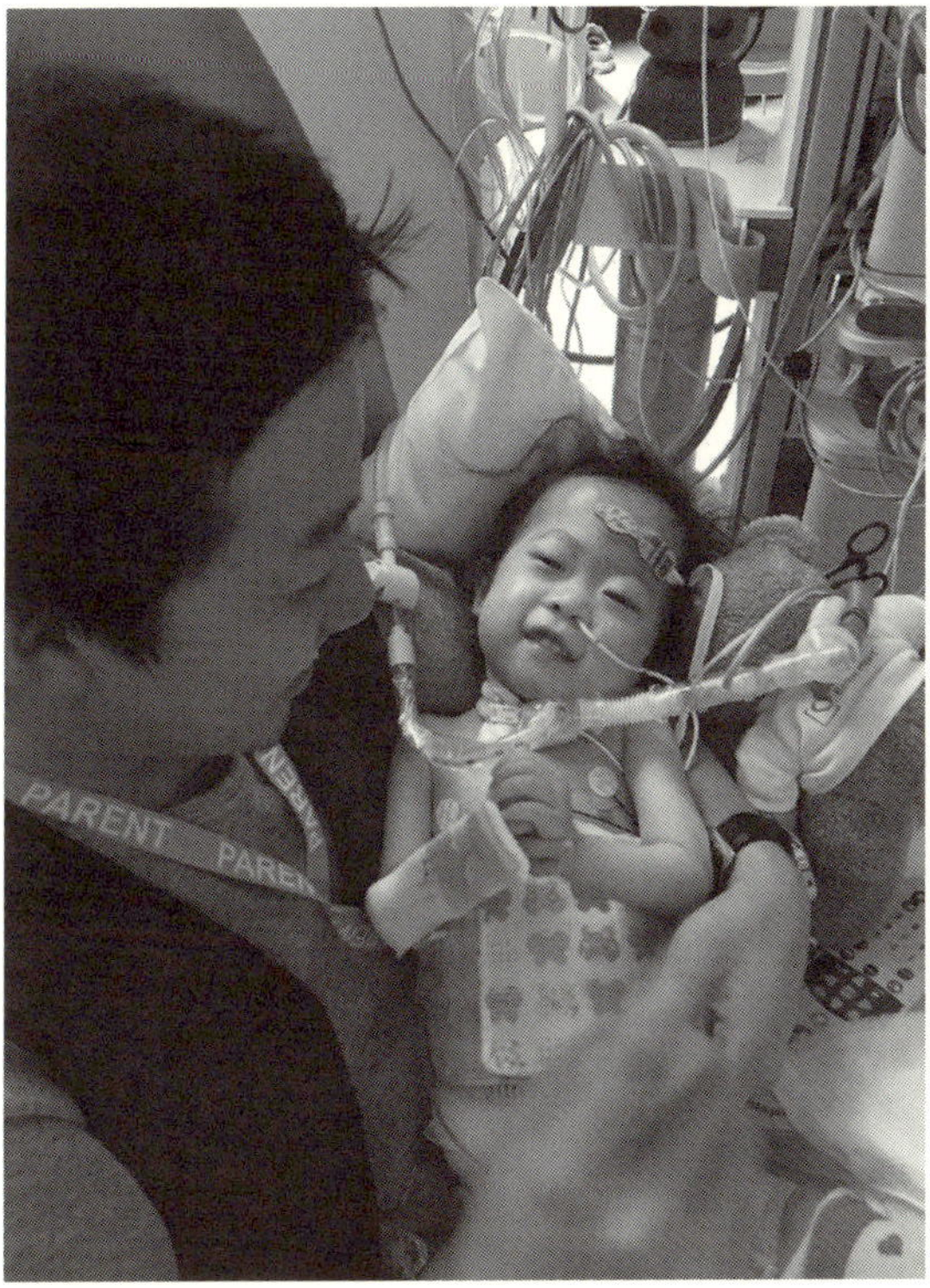

手術前の環ちゃん（2016年9月10日）

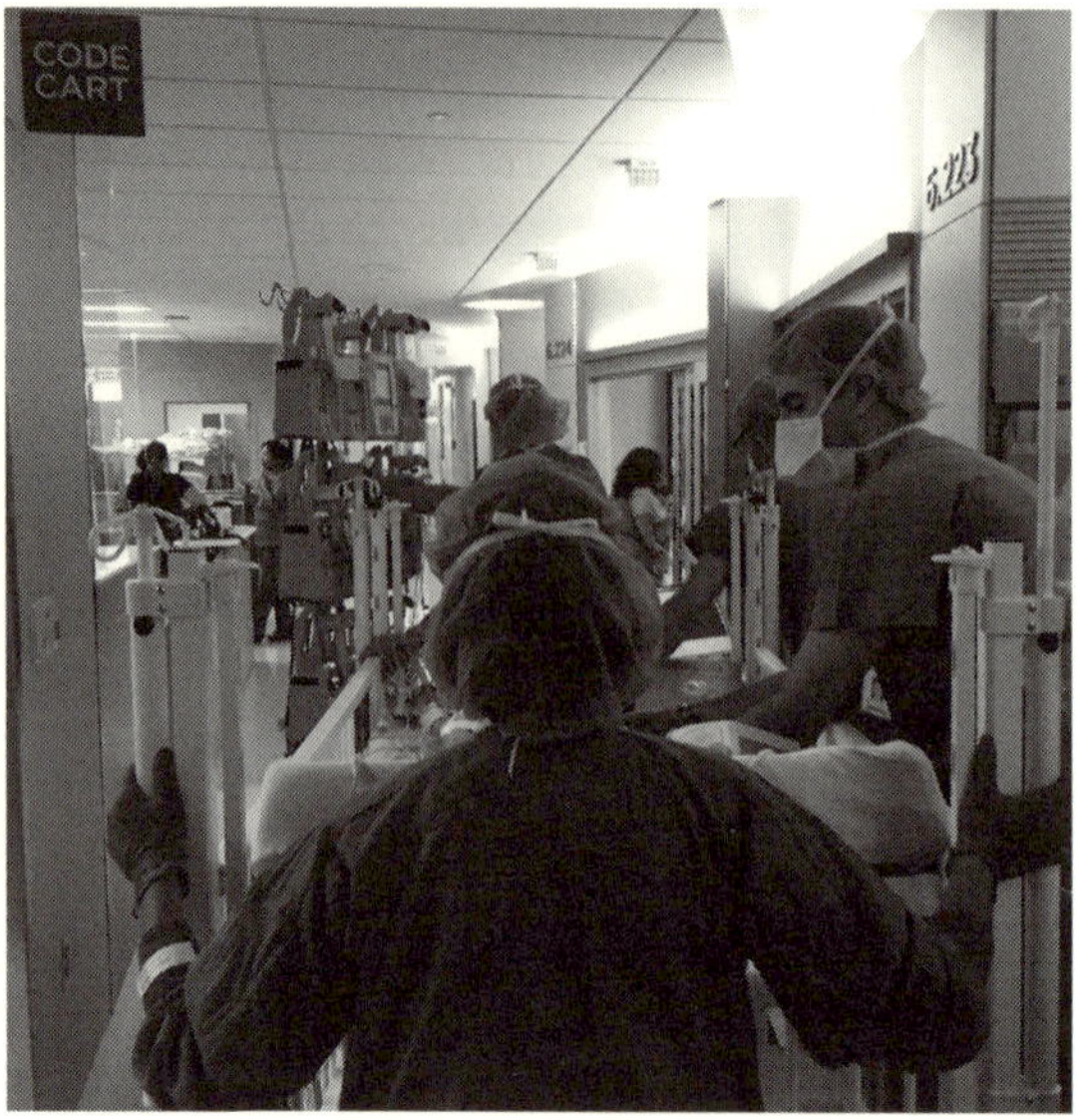

手術室に運ばれる環ちゃん

「いやぁ、もうここまできたので、私は、もうあまり心配していなかったというか、いやぁ、どうしようといった感覚はなくって、さぁ行ってこい！　元気になってこい！という感じでしたね」

やはり母は強し。背中を丸める父と、胸を張る母の姿がイメージできます。

さぁ、午前1時、手術は予定通り開始されました。両親はＩＣＵで待っているだけ。しかし、その両親のもとには、手術の進捗《しんちょく》状況が、逐一《ちくいち》報告されるのです。

『今、胸を開いたよ』とか『3時になったら新しい心臓が届くからね』と、その都度報告をしてくれるんですよ。なので、その頃にヘリの音が聞こえたら、これがそうかな、環のために新しい心臓を運んで来たのかなって外のヘリポートを覗《のぞ》くんです。でも、新しい心臓がどうやって来るかは教えてくれないので、これは勝手に想像するだけ。あとは『心臓、予定通り来たよ』『今から（移植手術を）やるからね』とか『今のところ順調だよ』って、2時間に1回程度は、その進捗状況を教えてくれるんですよね。『ペイシェント・ファースト（患者第一主義）』という雰囲気が、病院全体にありましたね」


手術開始から、7時間後の午前8時。

環ちゃんは、手術室から戻ってきました。

ドクターは穏やかにこう言いました。

「無事うまくいきましたよ。ノープロブレム」と。

その瞬間、ベッドに乗せられた環ちゃんを見たときの感想を、竜馬パパはこう話しました。

「神々しいというか、何か神秘的でしたね。手術室に入る前は、あれだけ管に繋がれていたのが、出てきたあとは、実にスッキリとしているというか……。実際、胸を見ると、心臓がバクバクと拍動しているのがわかるんです。やせ細っていたから。もう信じられないというか、神々しいというか、その拍動が力強いんです。ドクドクドクって。

ちょっと大きめの心臓を戴いたんですよ。ドナーの詳しい情報は一切教えてもらえませんでしたが、心臓が少し大きいという情報だけはもらっていたので、それだけに、よくわかりましたね」

——その時、環ちゃんには、どんな言葉を掛けてあげたのですか？

「なんて言ったんだろう？　たぶん『がんばったね』というような言葉を掛けたと思います。そして、ドナーになってくれた子には、新しくわが家にやって来てくれたのですから『ようこそ』と。そして『環を助けてくれて、ありがとう』って、そう言ったと思います。しかし、あまりに神がかった経験すぎて……『こんなことあるのか⁉』って、そういう感じだったと思いますね」

環ちゃんは、手術が終わり部屋に戻ってきた際、一瞬ですが、目を開いて両親のほうを見たといいます。

「そうです。僕らの顔を見ました。それもグッと。もうギョロって。それを見て、すごいと思いました。エーと思いました。だって、手術前の表情と、全然違うんですから。目力《めぢから》が全然違う。もう別人かと思いましたね。こんな顔をするんだと思いました。

それまでは……常に腫《は》れぼったいというか……心臓のポンプが弱いといろいろなところに障害が出て、肝臓だとか、腎臓にも。腎臓に障害が出ると、おしっこが出ないし……そうなると、またいろいろなところに……。そんな顔しか、ずっと見てこなかったので、手術後の顔を見ると、本当に劇的に変わったな、と。本当に劇的に。

そんな環の表情を見て、改めて思いましたね。協力をしていただいた皆さんに恩返しをしなければ、と。そういう思いが、いっそう強くなりましたね。そして、移植医療って、すごく尊くて、すごく素晴らしいって。この瞬間は、もう一生忘れないですね」

一方、夏子ママです。

「手術室から戻ってきたときのことですか？　う〜ん、本当に元気になって帰ってきて、繋いでいただいたドナーとそのご家族の方に対して本当にありがとうございます、大事にしますという気持ちと、協力していただいた大勢の方々に、この生き生きとした姿を見せないと、と思いました。そして、先生が言った一言が印象的でしたね」

――ドクターは、手術後なんとおっしゃったんですか?

「エクセレントな状態だ、って。英語の中でもエクセレントって最上級じゃないですか。なので、そんなにいい状態なんだと思いましたね。

日本では、割と悲観的なことを言われていて、術前の状態が悪い子って手術をした後も回復に時間がかかるケースが多いと聞かされていました。だからたまちゃんの募金額の算出に際しても、おそらくＩＣＵに入っている期間が長いだろうとの前提で出されていました。そうした事前情報が耳に入っていましたから、あっ、そんなにいい状態なんだと私は思いました」

相変わらず冷静なママですが、この後、環ちゃんは眠りにつきます。そのタイミングを見計らうように、ナースは、こう声をパパとママに掛けたそうです。

「外に出てきたら。散歩に行ってらっしゃいよ。あなたたち、まだ病院のこと、病院の周囲のこと、何も知らないでしょうから」

確かに、そうでした。日本からアメリカに渡り、空港から病院に着いたその直後から、まさに怒濤の４日間。息つく暇などありませんでした。そこで二人はようやく落ち着いて病院の外へ出ることができたのです。

「その時、ようやく空を見上げられたんです。きれいだったなぁ〜、そのときの空。この時、ようやく落ち着いたんです。アメリカに着いて4日目でようやく。ようやく『ハァ〜〜〜〜』でしたよ。そして、そのときに思いました。シアトルって……いいところだなぁ、って」

9月11日、アメリカ国民にとっても「命」について考える特別な日に、竜馬パパはそう言って、心から笑ったのです。

12

シアトルの日本人にも支えられ

次から次へと日本人の輪が

手術が成功したとはいえ、初めての土地・シアトルに知人や友人がいるわけでもなく、ともすれば孤独感に圧し潰されそうになったこともあったでしょう。

その当時を竜馬パパはこう振り返ります。

「シアトルに来て、阪大のドクターと看護師さんたちが帰っちゃったときには、本当に寂しいなと思いました。どうしようかと。でも、やっていくしかないんだなと覚悟を決めました」

しかし、ここでも早速奇跡が起こります。それは、環ちゃんを移植リストに載せるために医療スタッフが環ちゃんの病室に入れ替わり立ち替わり来て、両親に「尋問」を行なっていたときのことです。

『あっ、こんにちは』って。えっ、日本人なんですか？　日本語をしゃべれるんですか、と尋ねると『私、日本人なんですよ。よくここまで来てくれましたね』と労《ねぎら》ってくれたんですよ。そして『環ちゃんのこと知ってました。ウェブサイトで見てましたよ』って。本当にありがたかったですね」

彼女は薬剤師のシホさん。静岡出身でした。この病院には長く、尋問のメンバーに選ばれるほど院内でも信頼の厚い人でした。

「本来、病院スタッフは個人的に電話をするとか、メールのアドレスの交換をするといったことはダメだと思うのですが、そういう垣根を超えて、僕らのことをサポートしてくれました。一緒に食事をしたり、街の情報も教えてくれました。どこで食べたらいいとか。

しかし、何よりもありがたかったのは、彼女が薬剤師だったということですね。アメリカの病院では、お薬はセルフマネージメント。処方してもらった薬が切れると自分で申請して自分で取りに行くのです。時にそれを忘れちゃう。あっ、あの薬がない。どうしよう

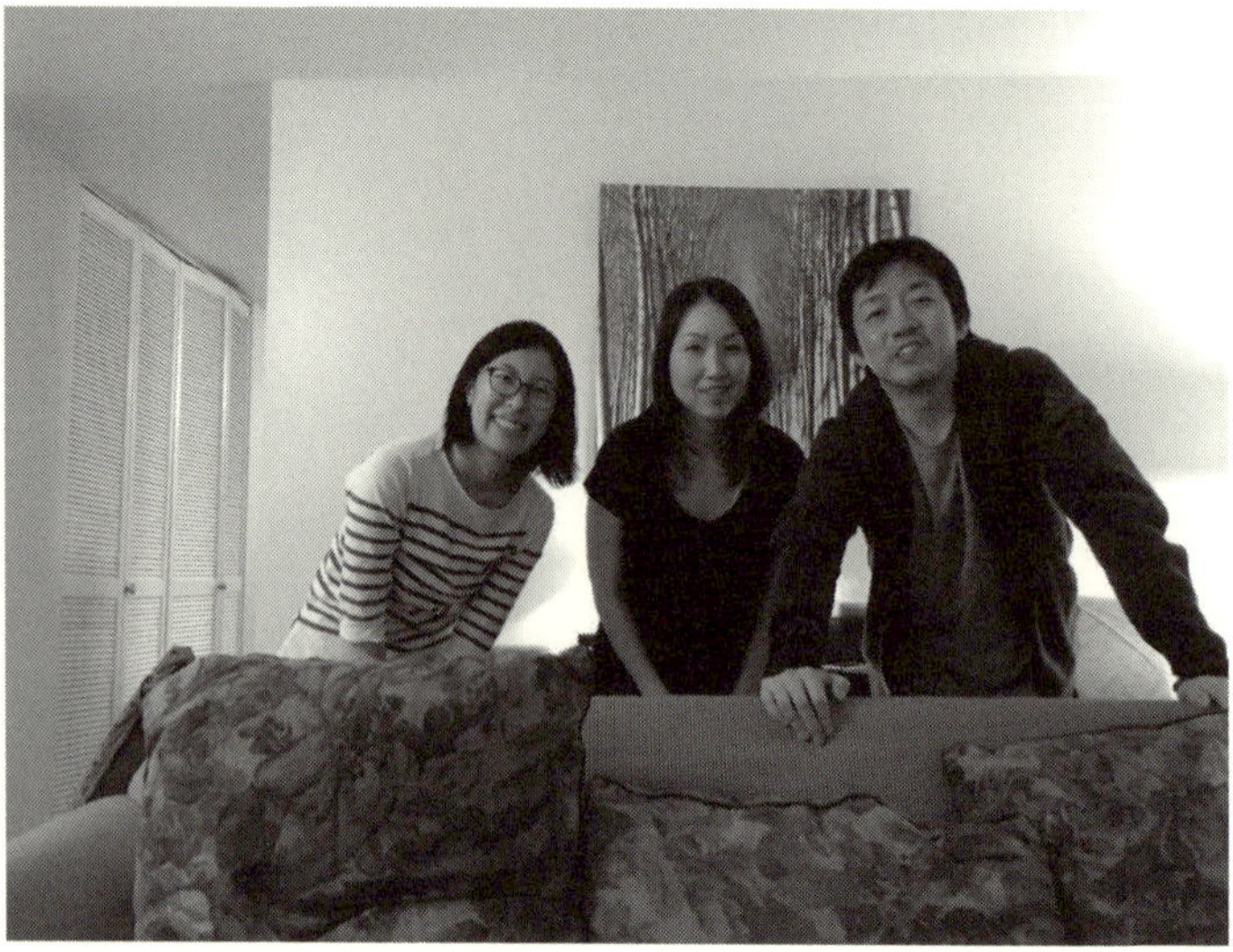

帰国を前に薬剤師のシホさんと（自宅アパートにて：2017年3月19日）

って。そんなときは彼女が『私が今から連絡してあげる』と言ってくれて、本当に助かりました」

――病院での日本人スタッフは一人だけだったんですか？

「いえ、ICUのナースも日本人でした。だからといって、ICUでお世話になったわけじゃなく、僕らが一般病棟に移動してから、彼女のほうからわざわざ会いに来てくれたんです。『こんにちは。私、ヨーコといいます。日本人なんです。たまちゃんのこと、フェイスブックでずっと見ていましたよ』って。

そうそう、それからリハビリ用のプールの施設マネージャーも大阪出身のユキさんという女性でした。彼女とはＤＶＤの貸し借りをしたな。『これ、環ちゃんに見せてやってよ』みたいに。本当に三人にはすごくサポートしてもらいました」

同じ病気だからこそ

そして、もう一人、シアトルで青山ファミリーにずっと手を差し伸べ続けてきた女性がいます。ジュンコ・トンプソンさんです。

ジュンコという名の通り、彼女も日本人。新潟県の中央部に位置し、「越後の小京都」といわれる加茂市で生まれ育ちました。高校3年生のときにシアトルに留学し、その後いったん日本に帰国して2年間ほど働きましたが、再びシアトルに戻ります。そこで、今の旦那さんと出会って本格的なシアトル生活に突入するのです。

ちなみに旦那さんは、イタリア系アメリカ人の父と日本人の母をもち、沖縄で生まれ育ったそうです。なので、彼も日本語はペラペラ。出会った当時は、大学に通いながら父親が経営する建築資材の輸出をする会社を手伝っていました。そんな二人は２０１８年で結婚20年目に、ジュンコさんのシアトル生活は、学生時代を入れると27年になります。

ジュンコさんは、シアトルという街をこう評します。

「四季もあって、緑の多いところです。いろいろな人種が住んでいますが、治安も悪くありません。私がここで生活を始めた頃から日本人も多く住んでいましたし、日本のグローサリーストアも、もともとありました。悪いことといえば、雨と曇り空が多いくらいかな」

さて、そんなジュンコさんが、青山ファミリーのことを初めて知ったのもフェイスブックがきっかけでした。日本にいる友達たちがシェアしていた情報を目にしたのです。その後の彼女の動きは実に素早かった。早速、青山ファミリーに連絡を取ろうと試みます。

「最初のフェイスブックのメッセージは〝たまきちゃんを救う会〟に送りましたね。2016年3月15日のことです」

そのメッセージを見せていただくと、彼女がなぜそれほどまで早く行動をしたか、まさに居ても立ってもいられなかったのかがよくわかります。

以下が、そのメッセージです。

「去年の7月に息子がシアトルチルドレンにて心臓移植を受けました。同じく拡張型心筋症でした。こちらで必ず待っていますので、たまきちゃんを連れて来てくださいね。シアトルチルドレンには日本のスタッフの方もいらっしゃいますし、日本人のボランティアの方もいますが、何か質問があればいつでも連絡くださいと、ご両親にお伝えください。アメリカの私の携帯番号は……」

そうなのです。彼女の息子さんも環ちゃんと同じ病気「拡張型心筋症」だったのです。わかったのは、息子さんが16歳のときでした。

「毎年夏には、私、新潟と沖縄に住む私と夫の親に会うために息子とともに日本に帰郷することになっていたのですが、その数週間前から息子は体調不良を訴えていました。しかし当時かかりつけの医者からは、軽い風邪だと何度も言われたので、大丈夫かなと思い日本に帰国しました。

ところが、日本に到着後はどんどん息子の様子がおかしくなり、新潟の実家の近くの医者に駆け込んだところ心不全だと判明して、長岡にある総合病院で2か月間お世話になることになりました。担当の先生方や看護師さん、さらにスタッフの皆さんが本当に手厚く看護してくださったおかげで、なんとか無事アメリカに連れて帰ることができました。そして、環ちゃんと同じシアトルチルドレンに入院。心臓移植しか助かる道はないと告げられたのです。

その後、生死を何度もさまよい、親としては情けないですが、子どもの前では毅然《きぜん》としているつもりでも、何度もくじけそうになりましたね。病院で寝泊まりをしていましたが、朝、眠りから覚める瞬間病院の天井が見えるたびに絶望して、この子と一緒に消えてしまいたいと思いました。

息子は16歳といえども、まだ子どもでしたから、彼も『心の格闘』で何度も心が折れそうになっていましたね。ある時、息子が言うんです。『疲れちゃったよ。もう移植なんてしなくていいよ』って。そのとき初めて息子の目の前で泣きましたね。『ママが生きてこられたのは、毎日毎日あんたの生きている姿を見ることができてきたからだよ。守りたいものがあるからだよ』って。息子とさんざん泣いて、ようやく移植手術承諾のサインをしましたね」

――そして、あとはドナーの現れるのを待たれたわけですよね？

「はい。帰国後は投薬治療を続けたり、ほかの治療を検討していましたが、結局症状が悪化して入院。２０１５年5月30日のことでした。そこから1か月余り経った7月４日の夜、看護師さんから花火を見るなり少し息抜きしてきなさいよと追い出されて、夫と食事に出掛けました」

――7月４日といえば、アメリカの独立記念日ですよね。

「そうです。この日は全米各地で花火大会が開催されます。シアトルでも、シアトルのランドマークの一つで高さおよそ200メートルあるあのスペースニードルをはじめ、各地で花火が上がります。でもね、私は今日のこの花火は見ないと決めていたんです」

——どうしてですか？

「来年、元気になった息子と見ると決めたから断固見ませんでした。ただ、花火の音だけは耳に入ってきました。そんな時、確か午後9時過ぎだと記憶していますが、携帯電話に見覚えのない番号から電話があって、もしかしたら、と思いました」

——「もしかしたら？」というのは、良いほうを想像されたのですか、それとも悪いほう？

「確かに息子の症状は、決して良くない状態ではありましたが、私、悪いほうのことはまったく考えていませんでした。電話の主は、やはり入院当時からお世話になっている五人のお医者さまについている五人の移植専門の看護師さんの一人でした」

——どんな内容だったのですか？

「『花火見てる？　見てなかったら見ながら聞いてね』って。そう泣いているような鼻声で言われました」

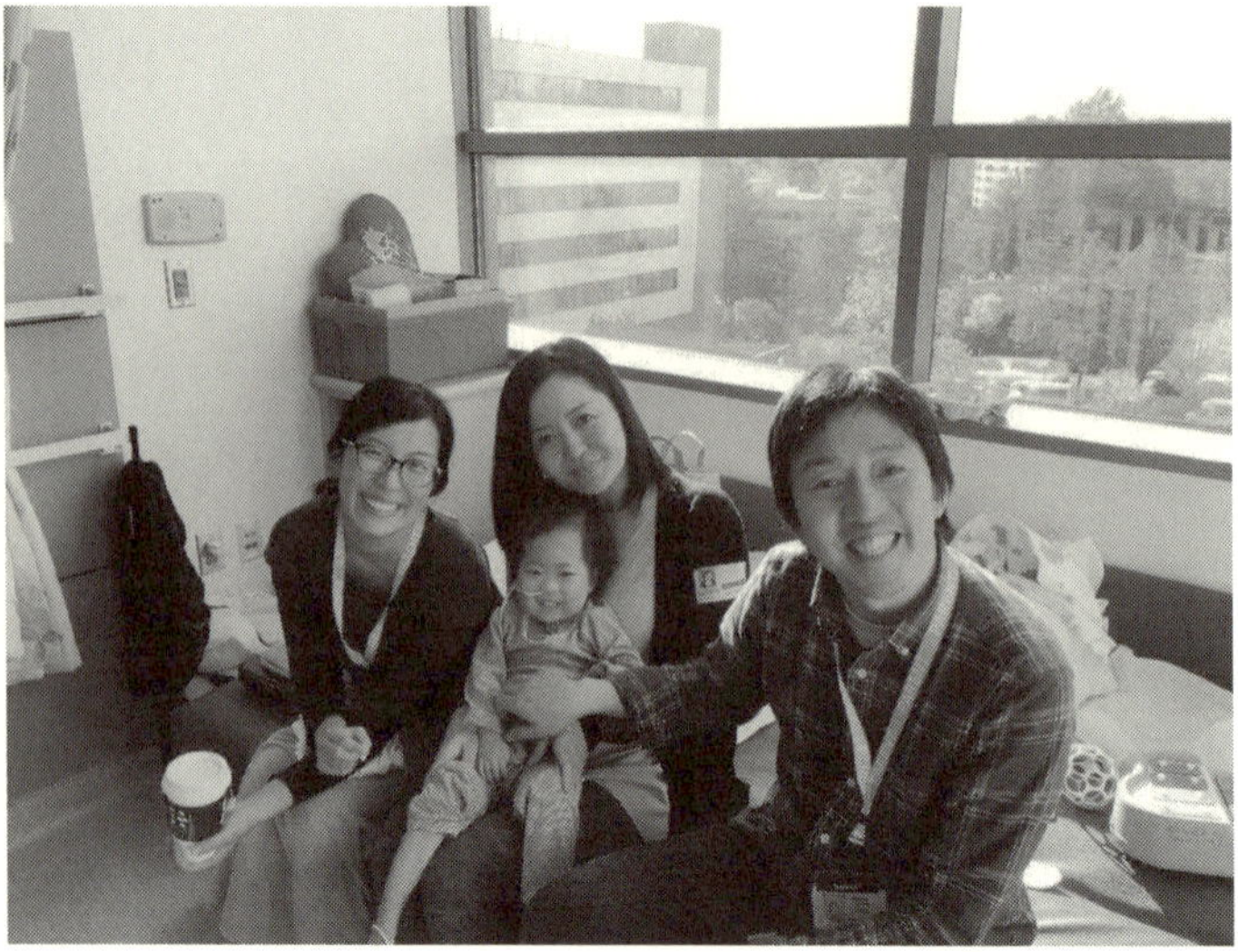

ジュンコ・トンプソンさんと（2016年10月19日）

――そしてなんと？

「『ドナーが見つかったよ！　息子さん、ジョージは助かるよ』って。私、花火なんてまったく興味のない人間でしたし、先ほども申し上げた通り、今年の花火は見るまいと決めていましたが、この電話を受けて、ようやく花火を見て、見ることができて、そして、ありがとうって言えました」

これでジュンコさんが、青山ファミリーの情報をフェイスブックで発見して、居ても立ってもいられないぐらい慌ただしく行動を起こした理由を理解していただけたと思います。

彼女は言います。

「日本の病院やシアトルチルドレンでも本当に手厚く看病してもらえたおかげで、息子の命は助かりました。そのお礼に、少しでもその恩をお返しできればと思っていました。もちろん息子も移植直後でしたので協力できることには限りがありましたが、それでも繋がりたいという想いが強かったんです」

その後もジュンコさんは、遠く離れた日本の青山ファミリーの様子を、フェイスブックを介して見守り続けます。

「環ちゃんのお母さんの夏子さんが病院で過ごす様子がテレビに映っていて、それを私はユーチューブで見ていましたが、そのとき彼女が手にしていたメモが映ったんです。そこには、細かい体調の変化から食事の量、クスリの調整の内容などが書かれていました。息子も移植手術前の1年間は投薬治療をしていたので、尿の排出量と水分制限の内容、さらに体温から血圧の変化などを、私もメモ書きしていました。

子どもが家で寝ているときも、2時間おきに血圧を測り、彼の寝息を確かめるため自宅でもソファで寝る生活でした。だってベッドで寝ると熟睡してしまう可能性があるので、それを避けたかったからです。彼女が募金をお願いしているときの目が、そのときの私と同じだと感じました」

――どういう目だったんですか？

「そうですね。それは、絶望を何度も目の前にしながらも希望を捨てたらダメだという目でしょうか。うまくいえませんが哀しい目でした」

――実際に、青山ファミリーと連絡が取れたのは、どのタイミングだったのですか？

「募金が集まる少し前からフェイスブックで直接連絡が取れました。そして、渡米され、シアトルに到着した日に会いに行くつもりでしたが、飛行機の中で環ちゃんのＶＡＤポンプにトラブルがあり緊急手術をしたということで、実際にお母さんの夏子さんから連絡が来たのはドナーが見つかったというときだったと思います」

――そのときのメッセージのやりとり憶えておられますか？

「そうですね、まず、私からおめでとうとメッセージを送りました。執刀医が息子と同じ先生でしたので『何も心配いらないよ。ゆっくり眠りなね』って言いました。そうはいってもなかなか眠れないのはわかっていたのでシアトルチルドレン周辺の情報などを伝えていたと思います」

――そして、実際に青山ファミリーにお会いされたのは？

「移植手術後すぐに青山夫妻を、夫とともに食事に連れ出しました」

――それまでは、ネット上でのお付き合いですよね。それが、初めて実際に会う瞬間というのはどういう感じだったのですか？　第一声は何だったか憶えておられますか？

「初めて会ったときは、『よくがんばったね！』っと。涙を堪《こら》えるのがやっとでした。そのせいでやたら私はハイテンションになっていたかもしれませんね。しかし、お二人は、手術も終わり安堵も見えているのと同時に、長かった看病疲れが顔に出ていましたね。なんとなく目も充血し、やつれた感じでした。うれしさはもちろんあったでしょうが、その一方で、これからの不安もあったかと。息子の手術後は私も同じ顔だったにちがいないと思いました」

――それにしても、なぜ、まず食事だったのですか？

「息子ジョージの移植手術が無事終わり、間もなくわが家に帰れるというときに、友人が病院にデリバリーを届けてくれました。それをわが家に持って帰って、自宅で戴いたんですが、あぁご飯が美味しいと、本当に久しぶりに感じましたね。特に入院中に友人の届けてくれた味噌汁は、癒しと励ましを与えてくれたように思いました。

それまで食事というのは、ただただ、倒れないように栄養を取り込んでいるだけという感じでしたから。だから二人にも食事を取らせてあげようって、無理やりな状態でしたが、外に連れ出したんです」

――ところで息子さんは、青山ファミリーには会ったのですか？

「はい！　青山ご夫妻と食事をしたその数日後に息子も検診があったので、術後の環ちゃんの病室に会いに行きました。環ちゃんが術後にいた部屋は、うちの息子も術後を過ごした同じ部屋でした。環ちゃんのような小さいお子さんにはあまり慣れていない息子ですが、自分の辛い経験を重ね合わせたのか、年齢の割に痩せて小さな環ちゃんの手を触って、涙ぐんでいましたね」

◘◘◘◘◘◘◘

ジュンコさんは、その後も機会あるごとに病院を訪れ、青山ファミリーを支え続けます。

「私ができることは、環ちゃん家族に明るくポジティブにシアトルで過ごしてもらうことかなと思って、心がホッとするような温かい『大衆食堂スタイル弁当』を届けてあげようと、唐揚げや味噌汁など日本食を中心によく病室に持って行きましたね。環ちゃんの手術が無事に終わり、彼らの心からの笑顔を見ることができて、本当にうれしかったですね」

ジュンコさんのサポートは、食事だけにとどまりません。特例の通訳として青山ファミリーを応援し続けたのです。

「アメリカは医療関係の情報は厳しく管理されているので、あくまでも友人として病院には出入りしていました。でも医師もスタッフさんも私のことは皆知っていたので、環ちゃんの医療説明など緊急のときは私がするように許可されました。アメリカでは、まずあり得ないことだと思いますね。たぶん、リョーマの『ごり押し』に、病院側も負けたんだと思いますよ」

そう明るく話すジュンコさんですが、こうも言います。

「移植から2年が経ち、ウチの息子も順調にきています。でも、私たちはある意味まだ闇の中にいるんですよね。ジョージは16歳で手術を受けたのですが、医師から移植は完治ではなく延命治療だと告知されました」

——移植は「完治ではなく延命治療」。それは日本であろうと、アメリカであろうと世界の医療関係者の共通の認識なのですね。

「そうですね。心臓にも『期限』があるんですよね。ずっと働き続けてくれるわけではないんですものね。私たちは、最初の移植で、その新たな心臓がもつのは10年から15年がひとつの目安になると言われました。そして、その新しい心臓の期限が切れた際には、再度手術が必要になるわけですが、これも何度もできるわけではなく、今の医療では3回の移植までしか成功していないと言われました。

息子と将来の話になると、彼はいつもこう言います。『僕結婚しないよ。だって相手の子に、ママみたいに悲しい思いをさせちゃう可能性があるから』って。今は18歳になって大学に進んで、少しでもがんばって生きているうちに社会に恩返ししたいって言ってますけど、偉いというより、正直、哀しいですね」

——哀しい？

「そうですね。ドナーに出会えて命を繋いでもらったことには、本当に感謝していまず。でもね、子どものために親が生きるというほかの人のスタンスとは違い、私は、子どもがこの世を去るときに側にいて『大丈夫だよ』って言ってあげるために生きたいと思っています」

彼女の場合、この「生きたい」という想いは、ほかのどんな親たちよりも重く、そして、ある種の悲愴感《ひそうかん》さえ伝わってきます。なぜなら実は彼女も、心臓に疾患があるからです。

「夫と出会って籍を入れようとしたその1週間前に、妊娠したことがわかりました。妊娠がわかった直後は、夫が友人に片っ端から電話をして『僕父親になるんだよっ！』って言ってるのを私は笑って見てましたね。ただ妊娠後期に入ると、少し息苦しさを感じるようになりました。当初はお腹が大きくなってきたせいかと思っていましたが、予定日まで残り2か月以上もあるにもかかわらず、横になって寝ることもできなくなって、さらに不自然な咳が続きました。

当時かかっていた産婦人科の医師に何度もこうした症状を伝えましたが、妊娠後期の特徴だと言われ続けました。ある朝、冷や汗となんともいえない不安が消えず、今は、もう亡くなっていますが日本にいる父に電話したんです。父は医師でした。父は、間髪入れずに『救急に行け』と言いました。その言葉に押され、病院に行ったんです」

――アメリカの、ですよね？

「そうです。アメリカの救急病院です。アメリカの救急病院って、厳格に症状が重い人が優先ですから、血圧と体温を計った後、症状が軽いかなと思われる人は長いときで数時間待たされることもあります。しかし、私の場合は、血圧を計ったその時点で看護師さんの表情が変わりました。そして、私は急いで車椅子に乗せられ、そのまま救急の病室に連れて行かれたんです。

最初部屋にいた看護師さんたちは『妊婦なら婦人科病棟なのに……』といった感じでちょっと迷惑そうでしたが、その直後にたくさんのお医者さまとスタッフがやって来られ、病室が瞬く間に埋まりました。すぐレントゲン写真が撮られ、そこには肥大した私の心臓と真っ白な肺が映し出されていました。私も、息子や環ちゃんと同じ拡張型心筋症と診断されたんです。特発性の。検査後夫が部屋に通され、説明を受けて真っ青になっていた顔が今でも忘れられません」

――改めて聞きますが、そのときは妊娠されていたんですよね？

「そうです。8か月でした。しかし、お腹の中の子どもは緊急の対処で私に何かあってもすぐに取り出せる状態だと言われたので安心しました。そして、そのまま翌朝に帝王切開で出産でした」

――なんとも慌ただしい。それだけ緊急性が高かったのでしょうね。

「緊急性だけでなく、それだけ症状は重かったのだと思います。ですから、夫には、私に何かあったら、その後、必ず誰かとまた結婚して幸せになるように、って伝えました。

そして、もし相手の人に子どもができて、私との子どもが負担になるようだったら、私の両親に託してほしいとも伝えました。さらに、できれば独身の私の姉と結婚してと伝えたら、激しく拒絶して、『君のお母さんのほうがいい』と言いました。もちろん、私を笑わせるためにね」

ジュンコさんは帝王切開で無事出産し、待ちに待った子宝を授かります。しかし、ジュンコさんはその後2年間、ほぼ寝たきりの状態となります。そのため、子育ては、旦那さんが一人で担っていたそうです。

「もちろん心臓移植を勧められましたが、正直当時はまだ若かった夫にお金の負担をこれ以上かけたくなくて、移植には踏み切れませんでした。その代わり当時出たばかりの薬を試してみました。それが私の身体には合ったのか、心臓自体は当時と変わらない状態でも、ある程度ゆっくりした生活なら普通にできるようになり今に至っています。元々マイペースで疲れたら寝る！という感じだったのが幸いしているのか、お医者さまも奇跡の生存だと言ってくれています」

ある種の悲愴感……それは自らも心臓に病気を抱える身だからこそ、そして同じ病気の息子を想う気持ちの強さによるものでした。

「私も自分の経験から、子どもが体調を崩したときには同じ過ちをおかしてはいけないと、何度も何度も病院に連れて行きました。二人の小児科医に診てもらい『大丈夫だ』という言葉をもらい、それを信じてしまって、子どもを私と同じ状況に追い込んでしまったことは、一生悔やんでも悔やみきれず情けない思いでいっぱいです。

息子の移植手術が終わって2年ですが、いまだに自宅のベッドでは寝られず居間のソファで寝ています。熟睡をしたら、子どもを失うかもという恐怖がいまだに抜けないんですよね。今も月に何度かは涙が止まらなくなります。こういうなんともいえない後悔や悩みを、環ちゃんのお父さんもお母さんも、一緒にいるときには楽しく笑っていますが、抱えているのだな、同じ闇を抱えているのだなと思いますよ」

——今、環ちゃんのご両親に伝えたいことは何ですか？

「移植後も過酷な現実に直面しますが、お互いに励まし合いheart warriors《ハート ウォリアーズ》の子どもをもった親として、支えあえればと思いますね」

環ちゃんが繋いだ「絆」は、日本とアメリカとの距離などものともせず、固く、そして深く結ばれているのです。

竜馬パパは、こう繰り返しました。

「絶対に出会えない人たちに出会えました。もう、これは奇跡の連続なのです。菫の死や環の病気は最大の不幸だったけど、それと真逆のベクトルで同じくらいありがたいことも多かったですね」

◘ ◘ ◘ ◘ ◘ ◘ ◘

こうした新たに出会った「シアトルの日本人」たちに支えられ、青山ファミリーは慣れない海外生活を乗り切っていったのです。

13 メディアの力、なくしては……

なぜメディアに取り上げられたのか？

さて、この本のページも残りわずかになってきました。そろそろ、まとめに入っていかねばなりませんが、3億2千万円の募金がわずか半年も経たないうちに集まったことに関して、竜馬パパはこう語ります。

「マスコミの方の協力なしでは考えられなかったですね。実は、救う会のフェイスブックには約1万5千人ものフォロワーがいて、一度投稿をあげると多いときで30万人が見ています。この数字もすごいと思いますが、こうした『コア』な方々だけでなく、一般の方々にわれわれの活動を知ってもらうためには、やはり新聞やテレビの力なしでは成しえなかったと思いますね」

そうなのです。今回のこの活動、メディアの力なくしては語れません。もし今、青山ファミリーと同じ境遇の方が読者でおられるのであれば、この章を大いに参考にしていただければと思います。また一方、メディアの方々にも改めて当事者たちの声に耳を傾けていただきたいと思います。

救う会の大江さんも、こう述べています。

「額が額なので、救う会のメンバーそれぞれがしゃかりきにやっても不可能です。もちろん、その『しゃかりきさ』も必要ですが、限界があります。なんせ100万、200万の額とは違うのですから。『しゃかりきさ』だけでは息が切れます。やはり発信方法を考えなければ集まらない。最初の作戦が重要になってくると思いますね」

その作戦の第一弾が、3月に行なった仙台での記者会見でした。竜馬パパはこう振り返ります。

「会見までは、本当に心配でした。県庁の記者クラブに記者会見の案内・プレスリリースを撒《ま》いたんですが、記者の皆さんって非常に忙しくて興味のないもののニュース性のないものには目もくれないと聞いていたものだから、会見場に行っても誰も来てくれないんじゃないかなと、本当に心配でした」

それが、蓋を開けてみれば大勢の記者が詰めかけることになるのです。

「本当に良かったと思いました。今、振り返ると、地方からスタートしたというのが功を奏したと思います。これ、東京や大阪で最初にやっていても、都会はニュースが多いので埋没していたのではと思いますね」

対マスコミ作戦、第一弾は大成功。これ以降、多くのメディアに取り上げられていくことになります。竜馬パパに名刺の束を拝見させていただきましたが、北は北海道の苫小牧《とまこまい》市から、札幌、青森、仙台、山形、東京、大阪の新聞社・テレビ局・ラジオ局・通信社の記者の名刺がズラリと並びます。

「最初、記事になったときは、良かったなと思ったんですが、それ以降、だんだん把握できなくなってしまいました。多すぎて」

しかし、こうした移植を求めて海外渡航をするために募金を集めることは、事例が増えたので非常にシビアに言ってしまうと、かつてほどのニュースバリューがあるとは言えません。にもかかわらず、なぜここまでメディアが関心をもったのか。

その秘密を解く鍵を、関西のテレビニュース番組「VOICE《ヴォイス》」（毎週月〜金、午後6時15分放送

㊥）で、環ちゃんの取材を行なった記者歴3年目の毎日放送の入口茉莉さんがこう語ってくれました。

「当時私は大阪府庁の担当だったんですが、環ちゃんの取材は、記者会見のリリースを手にしたところから始まりました。正直、そうした子どもたちに関してのリリースって府庁にはたくさん来るんですが、環ちゃんの場合は、彼女が双子だったということから取材をしてみようかと思いました。

子どもをなんとか助けたいという気持ちは患者家族の皆さん一緒だと思いますが、双子のきょうだいを亡くされたことにより、そのご家族はほかの家族とは違った思いがあるのではと取材を始めました」

なるほど。ここでも、姉・菫ちゃんの「後押し」があったわけですね。その後、竜馬パパ・夏子ママ、そしてもちろん環ちゃんもさまざまな取材を受けることになります。はじめ緊張していた竜馬パパも、次第に慣れることができたといいますが、そうした中で一番緊張した取材というのは、テレビなどではなく、意外にもラジオ番組へのスタジオ出演だったそうです。

「ラジオが一番緊張しましたね。テレビの取材って、記者の方の他にカメラマンさんた

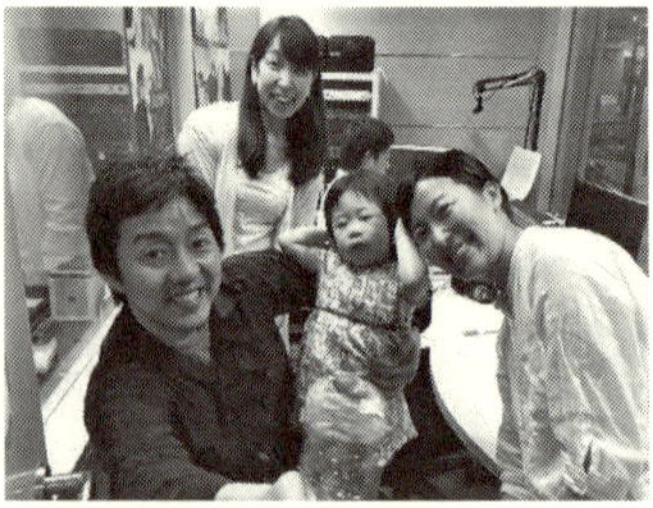

帰国後、親子３人で出演
（後方にアナウンサーの野村朋未さん：
FMキタ提供）

ちが前におられるじゃないですか。しかし、ラジオって、パーソナリティーの方は横に座るし、目の前にはマイクだけ。そのマイクの後ろにどれだけのリスナーの方々がおられるんだろうかと、見えないので余計に怖くて緊張しましたね」

実は、募金活動中にも、さらに手術が無事終わり帰国した後にも、ともにいち早く特別番組を編成し、放送したラジオ局があります。

１回目には竜馬パパが出演をして募金を呼びかけ、２回目は無事帰国した後に家族三人でスタジオ出演を果たしています。しかし、それは決して大きな放送局ではありません。大阪・梅田にあるＦＭ局「エフエム・キタ」でした。ＦＭ局ですから、やはり音楽中心。さらにＦＭ局といってもコミュニティーＦＭ局ですから、出力も弱く放送エリアも狭い。そして、これまでこうした重いテーマを取り上げたことなどない中での放送でした。果たして、なぜ、チャレンジしたのか？

番組をプロデュースした安野賢治さんにうかがいました。

「われわれの局のリスナーさんは男女半々で、年齢は30代から40代が中心。確かに音楽もお好きでしょうが、日ごろの生活の中で発生するさまざまな問題にも関心をおもちだろうと思っていました。

環ちゃんのことは、誰にでも起こりうる問題だし、伝えていかねばならない問題だと思いました。確かにそれまで扱ったことのないテーマでしたが、これらの二つの特別番組は、われわれの局の新たな一つの形として放送ができたかなと思います。

えっ？ 放送の後に、募金の額もアップしたということですか。まぁたまたまでしょうが、ラジオって映像がないので媒体《ばいたい》として弱いとみられがちですが、ただ活字や映像にはない『声』という武器がある。この声を通して気持ちが伝えられるというのがラジオの大きな力の一つだと思いますね。

青山さんの声を通して、そのお気持ちが伝わり、リスナーの方に環ちゃんのことがチラッとでも届けられたのであれば、それはわれわれとしての一つの役割が果たせたのかなと思いますね」

そう安野さんは静かに胸を張りました。けれど、こうした番組では儲《もう》けることなどできません。たぶん、採算は度外視での決断だったのでしょう。それでも放送する意義とはなんだったのでしょうか？

『『コミュニティーFM局魂』とでもいうのでしょうか。確かにコミュニティー局は、はっきりいってエリアも狭く出力も小さい。でも、自分たちにしかできないこともあるだろうと思っていました。

今、何が求められ、何ができるのかと、そしてお役に立てることはなんだろうかと常に考えておりました。そんな大きなことはできないけれど、それに、今はまだそんなに力があるわけじゃないけれど、ただやれることはきちっとやっていきたいなと思っています。もちろん、今後も」

その二つの番組の司会進行を務めたフリーアナウンサーの野村朋未さんにも、話がうかがえました。ラジオ歴20年のベテランアナウンサーです。

「最初の番組では募金を呼び掛けることがテーマですよね。それも果てしない金額を。その果てしないものを、顔が見えないリスナーの皆さんにお願いするわけですよ。これは、どうなるかわからないというのが正直な感想でしたよね。しかし、どうなるかわからないけれど、お父さんの想いの丈《たけ》を話していただいて、リスナーの方に知ってもらって、少しでも、本当に少しでも聴いてくださった方が『へぇ』と思ってくれたらオッケーかなと思っていました。

そのときのお父さんの印象ですか？　確かにお顔は険しかったですが、必ずできるということを信じておられる感じでしたね。とにかく前を向いて行こうというような感じで。ですから暗さは感じなかったです。私、変な表現かもしれませんが『普通のお父さん』だと思いました。そこで、この人の力になれたらいいなと思ったんです」

——しかし、それだけの金額、集まると思っておられましたか？

「う〜ん。そうですね。本当に集まるのかな、と確かに私は少し疑問に思っていました。途方もない金額でしたから」

——では、番組中に気をつけた点は？

「お父さんに『お願いします！』と声高にお話をしていただくのではなく、お父さんの素の想い、飾らない、てらわない言葉が出てきたらいいなと。友達に話しているのと同じような気持ちでお話をしていただければいいな、と思っていましたし、そう気を配りましたね」

番組は25分間。一部録り直しなどがありましたが、およそ1時間程度で録音終了。録音が終わって、スタジオから全員出た後には「募金が集まり、海外での手術が無事成功し、めでたく帰って来られた暁《あかつき》には、また番組をしましょう」という話になりました。もちろん応援の意味を込めてのことです。それだけに少し意地悪な質問かとは思いますが……

――野村さん、そのときの正直な気持ちを教えてください。

「半分、信じて、半分そうかなと思っている自分がいましたね。そう思う自分のことを嫌だと思う気持ちもありましたが、すごく難しいことだから、全面的にうまくいくとはどうしても信じられない部分があったのは正直な気持ちでした。だから、私……」

――だから、何ですか？

「私、募金活動に参加させていただいたんです」

――えっ？　実際に、募金箱を持って？

「そうです。収録が終わって10日後ぐらいだったかな。7月に入ってからの週末に、阪神百貨店前で、1時間程度の短い時間でしたけど」

――やってみていかがでしたか？

「声が出ないんですよ。普段、声を出す仕事をしているのに、そのときは声が出ないんです。『お願いします！』の声が出ないんですよ。怖くて。いえ、怖いというかなんというか。でも、なかなか声を出せないんです。でも、私の周囲でがんばっているボランティアの方々の姿を見て、また、募金してくださった方にありがとうございます、と言っているうちに大きな声が出せるようになって。

かなり大勢の方々が募金してくださいましたよ。『がんばってね』と見ず知らずの人が私にも手を握ってくださったり、小さい子どもが自分のお小遣いを持って来てくれたりとか。へぇ、人ってこんなに温かいのかと思いました。中には、テレビ見ましたよ、ラジオ聞きましたよと言う方もおられるんですよ。

そうした声を聞いてですか？　そうですね。自分の中で変わったと思いますよ。私の仕事はマイクを通して不特定多数の方々に声を掛けること。時には、ちゃんと届いているかなと思うときもありましたが、改めて、きっとちゃんと届いているんだと思えるようになりました。ラジオって、スタジオの中では一人でおしゃべりすることも多いんですが、気持ちさえ乗せて伝えれば、ちゃんと伝わるんですよね、当たり前だけど。

大きな声で言うんじゃなくても、繰り返し繰り返し言い続けることが大事なことじゃないかと思えるようになりました」

この野村さんのお話は、今後、募金活動をせざるをえなくなったご家族や救う会の方々には大きな大きなヒントになるのではないでしょうか。大きな声じゃなくていい。繰り返し繰り返し言い続けることが大事。心に留めていただければ幸いです。

メディアの力でもっと臓器移植の議論を

さて、再び竜馬パパです。

――改めて、今回のメディアの対応に関して感想をお聞かせください。

「最初の記者会見の際には、もっと意地悪な質問が来るものと覚悟していました。本当に募金は必要なんですか？みたいな。しかし、皆さん好意的でした。記者の皆さんが、真剣に、心を痛めてくれて、たまちゃんを、環をなんとかしなければというムードになっていただけましたね」

――メディアに何度も取り上げられることによって困ったことや、誹謗中傷《ひぼうちゅうしょう》が寄せられたということはありませんでしたか？

「誹謗中傷は覚悟していました。それで環の命が助かるならお安いご用だと思っていました。しかし、僕らのところに寄せられた声全体を100パーセントとすれば、誹謗中傷は1パーセント程度だったかと思います。といいますか、忙しすぎて気づかなかったのか

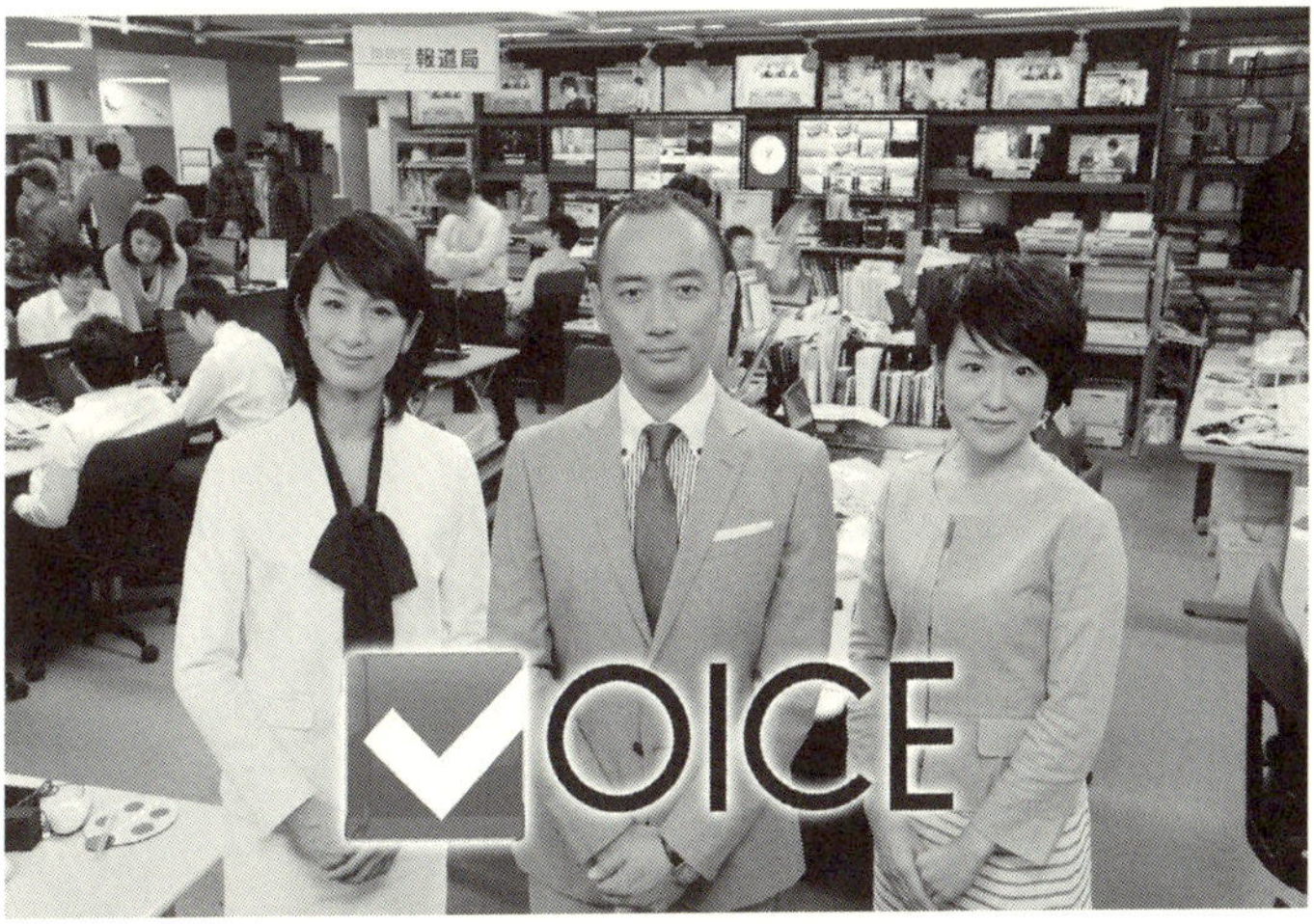

VOICE メインキャスターの西靖さん・中央（毎日放送提供）

もしれません。

それどころか逆に、励ましのお手紙やカード、千羽鶴などが、それこそ段ボール箱に入れられて送られてきたことにはビックリしましたね。テレビや新聞に取り上げられると、その量が一挙に増えるんです。僕は当然すべてに目を通し、お礼の返事を書かせていただいていたので、睡眠時間が当時は毎日1時間から2時間程度しかとれませんでした。うれしい悲鳴でしたね」

このメディアの反響が最もすごかったのが、先ほどご紹介した毎日放送が放送する関西のニュース番組「ＶＯＩＣＥ」で、環ちゃんが特集されたとき。２０１６年の7月のことでした。実はちょうどこの頃、募金の集まりが芳しくなく、その一方で環ちゃんの容体は悪化し続けているというどん底の時期。救う会では、最後の望みをかけて「陳情会見」を再度大阪府庁で実施したのです。もちろん毎日放送も取材に来てくれました。

そのときの会見の様子を核にし、それまで取材してきた環ちゃんの映像や、ご両親のインタビューなども交えて特集は構成されていました。VTRの長さはおよそ8分。先の入口記者が、90分テープを実に10本近くも回して取材した映像を編集した凝縮の8分間でした。

そのVTRの放送が終わり、画面がスタジオに切り替わったときにはゲストや解説者までもが涙ぐみ、番組を仕切る西靖キャスターまでもが涙ぐんでいたのです。この西キャスターにもお話が聞けました。

「あれはメインキャスターとしては良くないとは思うんですが、最近、涙腺《るいせん》が緩《ゆる》くなっちゃって。なんだろうな。本番前に一度ちゃんとプレビューしているので、初見ということではなかったんですが、VTRの中でお母さんが『いつまでも待てない』というようなことをおっしゃっておられて、環ちゃんには時間がないんだというようなニュアンスのことを伏し目がちにおっしゃっていたあの姿に、心をぐっと動かされましたよね。

普通であればやんちゃな時期で、外で泥んこになって遊び始めるような時期なのに、その子に時間がないと言われると、もうたまらなかったんです」

しかし、西キャスターは、こうも話しました。

「一方で、僕は結構複雑な思いですね。今回、環ちゃんのお役に立てたことはすごくうれしい。われわれもこうして一生懸命取材したことが、こんなふうに評価されるような形になって、本当に良かったなと思うんですが、入口記者が奇しくも取材のきっかけの話をした通り、こういう形で取り上げられない子どもたちが大勢いるんですよね、一方では。つまり同じような病状であっても、その子のストーリーによって取り上げられたり取り上げられなかったりする。その取り上げられたときのその放送の反響が大きかったと聞けば聞くほど、そんなことで命が左右されることはどうなんだと思います。メディアに取り上げられるかどうかで差がつくことはどうなんだと。

モヤモヤとした思いは続いてますね。ただ繰り返しになりますが、環ちゃんの件は本当に良かったと思っています。こうした救える命が一つでも増えるためには、まずは知ってもらえることが重要だと思いますね。そのキッカケをわれわれは提供していきたいですね」

竜馬パパも「臓器移植について、自分が当事者になるまでは無関心で、知らなかった」

と言い、知ってもらうことがまず重要と話します。しかし、マスコミの取材にこう注文も付けました。

「『心配ですね』『良かったですね』だけに終わらず、もっと日本の臓器移植の問題の根本的なところにまで目を向けてほしいですね」

このことに関して、入口記者もこう答えました。

「環ちゃんの取材をしていくと、環ちゃんへの思い入れが次第に強くなって、この子を助けたい、この子を救いたいという気持ちで企画を構成し、放送したんです。でも後から冷静に見直してみたら、環ちゃんのことは伝えられたと思うんですが、国内移植の現状だとか、海外に行かないと移植手術が受けられない現実など、社会への問題提起には、まだまだ力不足だったと反省しています」

竜馬パパは言います。

「出会った記者の方々には本当に感謝しています。彼らのおかげで環の命は救われたと言っても過言ではないと思っています。しかしマスコミの皆さんもお気づきだと思いますが、僕らのような話は決して個人的な話ではなくて、とても大きな社会的な問題をはらんでいます。

臓器移植法が成立して20年、ずっと同じような光景が繰り返され、自分たちもその一部であったわけですが、今後も同じような家族が続くような社会であってはいけないと思うのです。ましてやここ大阪には阪大だけでなく国立循環器病研究センターもあって、僕らのような患者が日本中から集まってきます。

大阪のメディアの方々は特にですが、すべてのメディアの方々にも、この移植の問題の本質に挑戦してもらいたいと願っています。確かに環は助けていただきました。しかし、今この瞬間も、闘っておられる家族が大勢おられるのですから」

そして、竜馬パパは臓器移植を取り上げるニュースに関して、こう期待を寄せました。

「臓器をあげるのも正解。あげないのも正解。臓器をもらうのも正解。もらわないのも正解。

臓器移植って、『選択の医療』と言われていて、すべての答えが尊重されるべきなんですよね。そうしたことを皆さんにも広く考えていただく、そんなキッカケにニュースがなればいいなと願っています」

さらに、竜馬パパは、こう続けました。

「社会を変える力を、メディアはもっているんですから」

◘ ◘ ◘ ◘ ◘ ◘ ◘

メディアの皆さん、改めて耳を傾けていただければ幸いです。患者やその家族たちは、心から臓器移植の議論が活発化することを望んでいるのです。それを忘れないでください。

14

帰国、そして移植の先にあるもの

移植しても気を抜けない

さて、いよいよ最終章です。

ここで改めて、これまでの経緯を改めて振り返っておきましょう。

2013年11月に双子の妹として生まれた環ちゃん。姉の菫ちゃんは、2014年6月30日に亡くなります。死因は「急性心不全」。ずっと風邪だと言われ続けてきたのに、生後わずか270日での突然のお別れでした。その姉・菫ちゃんの死をきっかけに環ちゃんにも心臓に疾患があることがわかります。下った診断名は「特発性拡張型心筋症」。助かる道は最終的には心臓移植しかなく、両親はアメリカでの手術を決断します。

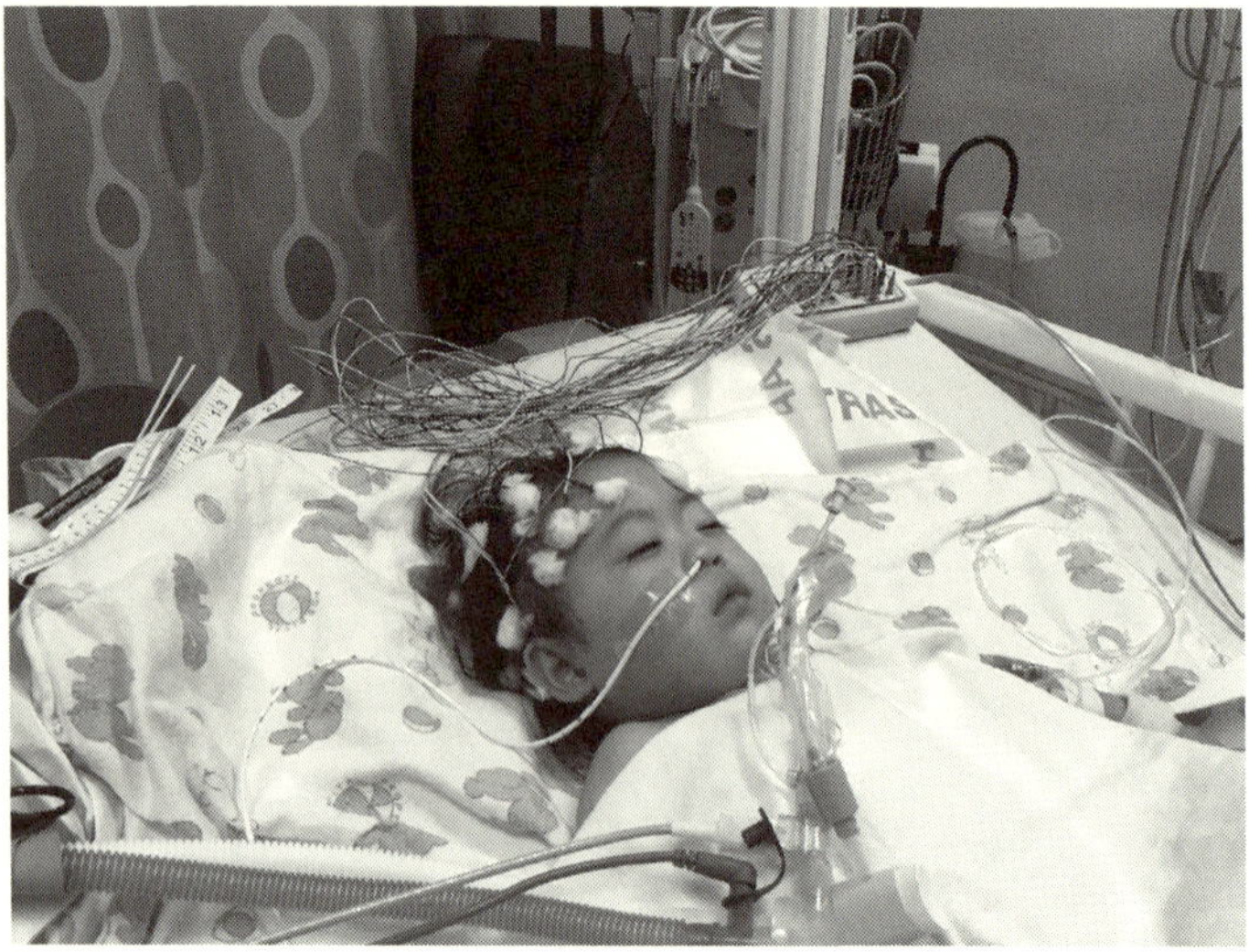

脳出血時の治療の様子（2016年10月9日）

しかし、そのためには3億2千万円もの費用がかかる。そこで、大学時代の仲間や高校時代の友人にお願いをして「救う会」を結成し、募金活動による寄付を募り始めます。それが2016年3月のこと。8月には目標金額に達し、その後もさまざまな困難を乗り越えて、同じ年の9月8日に渡米し、シアトル小児病院に入院。その3日後に早くもドナーが見つかり、翌日には手術が行なわれて、無事成功。環ちゃんは新しい心臓を得て、竜馬パパの言葉を借りれば「神々しい輝き」を見せたのです。

両親たちも、これで大丈夫、ひと安心と思っていたのですが、実はそう簡単にはいきませんでした。本当に神様は意地悪なのです。

「手術が終わった後、僕らはＩＣＵの横にあるソファベッドで寝ていたのですが、環が突然痙攣《けいれん》を起こして、目も白目を剝《む》くし、酸素濃度もドンドン下がっていくし、アラームは鳴るし、いろいろな人が駆けつけてくるし、もうあれよ、あれよという感じで」

――なんだったんですか？

「脳出血でした。脳出血ですよ！　痙攣を抑える薬を投与してくれて治まるには治まったのですが、ＣＴを撮ったら、頭蓋骨《ずがいこつ》の内側（硬膜との間）に影がある。それもそこそこ大きな影ですよ。それでドクターに、ぇぇ～！　これ大丈夫なの？　と聞くと『大丈夫！　これ勝手に治っていくやつだから。かさぶたと一緒だから。消えるから』みたいなことを言われたんですよ」

脳出血の跡が「かさぶた」と一緒。それは信じられませんよね。

――それに対して竜馬パパは、なんと言ったんですか？

「本当？って。そして、明日も、明後日も短いスパンで評価してほしい、とも言ったんですが、それにはドクターから『そんなにやると放射線を浴びてかえって悪い』と言われて、さらに『何よりも、今、彼女は安定しているでしょ。それが何よりの証拠だよ』とも言われたんですよ。いやいや、そんなもんじゃないでしょ。そこで、僕は、絶対だな？　絶対大丈夫？　君らのこと信じるよ！と言って、この日はいったん収めたんですよ」

しかし、環ちゃんの脳出血は、この1回では終わらなかったのです。2回目はICUを出て、一般病棟に移ってからのことでした。

「ICUのときには看護師さんが環の異常に気付いてくれたんですが、2回目のときは僕が気付きました。抱っこをしていたんですが、なんとなく様子がおかしくて。酸素濃度も上がってきてないし。ベッドに戻したら、左手がダラ〜ンとしていて、目もうつろになって、何だか痙攣みたいなものも始まりだしたんです。そこでドクターを呼んだのですが、夜の11時頃だったんですよね。この時間になると、病棟には研修医しかいないんですよね。

二人、来てくれたのですが、肺の専門と心臓の専門の研修医でしたね。そこで、彼らに、どう思う？と聞いたんですが、彼らは『今、人工呼吸器から離脱している訓練をしている最中だから酸素の濃度が上がってきていないんだろうね。明日まで様子をみたほうがいいね』と悠長《ゆうちょう》なことを言うもんだから、いやいやいや、君たちはこの子のカルテを見てきたのか？　この子のヒストリーを知っているのか？　ちゃんと見てきてよと、ペンライトを環の目にあてながら瞳孔の収縮を一緒に確認しながら頼みました。

改めて環のカルテをチェックしてもらったら、ようやく『大変だ』となって、脳神経の先生を呼び出してもらったんですよ。そこで、診てもらったら即『コードブルー』になって、院内にいる医療スタッフが一斉に集まってきたんですよ。もう、僕は腹が立って。即刻、次の日に会議をやりたいと、会議の場を設けてほしいと病院側に申し込んだのです」

——どういう人々を集めたんですか？

「医療現場の各セクションのボスたちです。心臓、肺、脳神経、調剤、リハビリ、ソーシャルワーカーなど環の治療に関するあらゆる部門から14～15人くらい集まったと思います」

——そこでどんな話をされたんですか？

「まず、君らの対応には本当に腹が立っているとね。1回目の脳出血のときに君らの意見を信じたけれども、2回目こうなっては、もう許せない。信用できない。今回、僕らがいなかったら、僕が気付かなかったら、どうなっていたんだ！

この病院の仕事が細分化されて各人がおのおのの専門分野のプロフェッショナルということは理解できるが、『これは私の仕事ではない』というような姿勢で臨まれたら困る。環の命は単なる命じゃない。大勢の人々に支えられてここまで繋いできた命なんだ。シアトルチルドレンというチーム意識で僕ら家族に接してほしい。頼むから助けてくれと言いましたね」

——そのときの反応は？

「確かに『うるせ〜な』という顔の人もいましたが、大半のスタッフは神妙に聞いてくれてはいたと思いますよ。結局、薬の種類を変えてくれて、その後は治まりましたね。僕、そのころは本当にカッカ、カッカしていましたね」

心臓移植の手術は成功したものの、術後も依然気が抜けないという不安感が両親たちには大きくのし掛かっていたからでしょう。そのため、パパもこの頃まではイライラしていたようです。

いたずら好きの神様も、パパの激怒する姿を見てさすがに反省をしたのか、その後は大きなトラブルもなく、11月には無事シアトル小児病院を退院し、病院の近くに借りたアパートで家族三人、ようやく暮らすことができたのです。

――このアパートも日本国内で事前に押さえていたのですか？

「違います。自分で探しました。とはいってもソーシャルワーカーと国際部のスタッフが協力してくれましたけどね。シアトルはシリコンバレーから名だたる企業が移動してきていてインフレがひどくて、住むところがなくなるホームレスが続出するといったことが社会問題になっていました。それくらい本当に家賃が高いんですよ。安い物件を必死に探しましたね。

三人で暮らせるようになって、本当にホッとしました。環も一緒にベッドで寝ることができましたし。彼女、寝相悪いのでクリブ（ベビーサークル）を探して買うのなんかも、一苦労でした」

――退院後は、どのくらいの頻度で病院に通うことになったのですか？

「当初は週に3日は外来検診がありましたし、リハビリ外来は日々受けねばなりませんでしたので、病院にはほぼ毎日通わなければなりませんでした。しかし、これが日本の医療機関であれば、待ち時間も長く、入院を余儀なくされるケースが多々あったように思います。

確かに、一度は怒りを爆発させましたが、やっぱりアメリカの医療はすごいなと思いましたね。たとえば、心臓カテーテルの検査をするのに、日本ではたぶん3、4日は入院することになると思います。それがシアトルでは日帰りです。朝病院に行って、昼には帰れるという感じです。

それは人材も資金も豊富だから。設備も素晴らしいし。採血するプロフェッショナルやエコーを撮るプロフェッショナルなどさまざまな専門家がおられましたね。それを私たちがお世話になっていた日本の病院ではたった一人の医師がやっているんですもんね。日本のお医者さんの過酷な状況が目に見えますよね」

さて、検診の回数も週3から、週2になり、週1へと徐々に減っていきます。それと反比例するかのように、親子が一緒に過ごす時間が増えていったのです。

「ただ、まだ移植直後なのでいろいろなところに連れて行けるわけではありません。特に感染症には人一倍気をつけなければいけませんでした。でもね、外だったらいいとドクターから許可をもらっていました。室内、特に人が多いところだとウイルスもたくさんいて感染しやすいのでダメだと言われたんですが、屋外ならいいよと言われたので公園巡りをしていましたね。

午前、公園。いったんお昼に帰ってきて、また午後は別の公園というふうに公園ばかり行ってました。でも、日々回復を実感してましたね」

——どの時点で帰国の予定が立ったのですか？

「日本のドクターは、急性拒絶を心配して、最低でも半年間はアメリカにいることになるだろうと言ってたんですが、シアトルのドクターは『移植の手術が終わったら、もう帰ってもいいよ』という感じなんですよ」

——え？　それに対しては、どう答えたんですか？

「いやぁ、それは少し心配だ。日本では最低でも半年はこっちに居てほしいと言われた。それを聞いてないか？と確認したら『そう言われたら、言われたかもしれないなぁ』という感じで……『じゃぁ、半年後をゴールとしようか』と決めたんです」

なんともまぁアメリカ人らしい対応があったわけですが、結局、帰国日は2017年の3月20日と決まりました。それまでは、日本人の仲間たちのサポートもあって、実に穏やかな日々を過ごすことになるのです。

夏子ママにシアトルでの暮らしの中で一番印象に残ったことを聞きました。

「私はたまちゃんが退院するまでは、シアトルでもほとんど病院にいたんですけど、日本の簡易ベッドと違って、シアトルの病院のソファベッドが最高に心地良かったです」

そう言って夏子ママは笑いました。しかし、これは意外と重要なことかもしれません。夏子ママは、実に2年間も簡易ベッドで寝泊まりしてきたのです。2年間ですよ。そうしたお母さん方も実際多いのではないでしょうか。難病を抱えるお子さんをもつお母さん方のために、日本の病院の皆さん、簡易ベッドをソファベッドに変えていただければ幸いです。

◘◘◘◘◘◘

さぁ、いよいよ帰国の日を迎えました。午後1時20分のフライトです。渡米の際にはチャーター機で来ましたが、帰りは一般と同じ民間機です。午前10時には空港に到着し、日本人の友人たちも空港まで見送りに来てくれていました。

そのときの気持ちを竜馬パパはこう振り返ります。

「もちろん日本に帰れるうれしさが一番なんですが、シアトルに来てから知り合いになった友達が『元気でね』とか『次はいつ会えるかな』と声を掛けてくれて、寂しかったですね。寂しくて、寂しくて、涙しちゃいました。今、思い出しても泣けてきちゃいます。シアトルにいたのは結局半年だけだったんですが、やはり僕らにとっては、特別な場所になりましたからね」

一方夏子ママは笑いながらこう付け加えました。

「贅沢《ぜいたく》だけど、シアトルの気候の良いときを見たかったですね。ちょうど雨の始まる季節に来て、その季節が終わる頃に帰ることになったので。でも、特殊な体験ではあったけれど自然豊かなシアトルに来られて、素晴らしい医療スタッフや優しい仲間たちに出会えて、本当に幸せでしたね。そして何よりドナーと巡り合い、娘が元気になれたことに感謝したいです」

成田国際空港に着いたのは、日本時間の3月22日。伊丹空港にはその翌日に到着しました。どちらの空港でも取材を受けた後、再び阪大病院に1週間入院します。

われわれ健康な人間にとっても、日付変更線をまたぐ移動は時差ボケを起こしますが、決まった時間に薬を飲む必要のある患者にとっては、どのタイミングで薬を飲めばいいのか混乱を来しますので、その投薬時間の調整を1週間かけて行なうのと、シアトルで服用していたアメリカ製の薬から、日本製剤へと徐々に変更していくためにも、こうした再入院の措置が必要になってくるのです。

なんとも繊細なケアが必要なのです。夏子ママは、また1週間簡易ベッドの生活に。一方、竜馬パパは、こんなことを感じていました。

「阪大に帰って来て、しばらく逆カルチャーショックのような状態に陥っていた時期があって、『えっ、日本の病院ってこんなふうだったっけ』とネガティブに思ったことがありました。ちょっと照明暗くない？とか、建物の古さなんかもやけに目についたり。病院一階にあるコンビニのほうが明るいし、はるかにきれいに見えた。

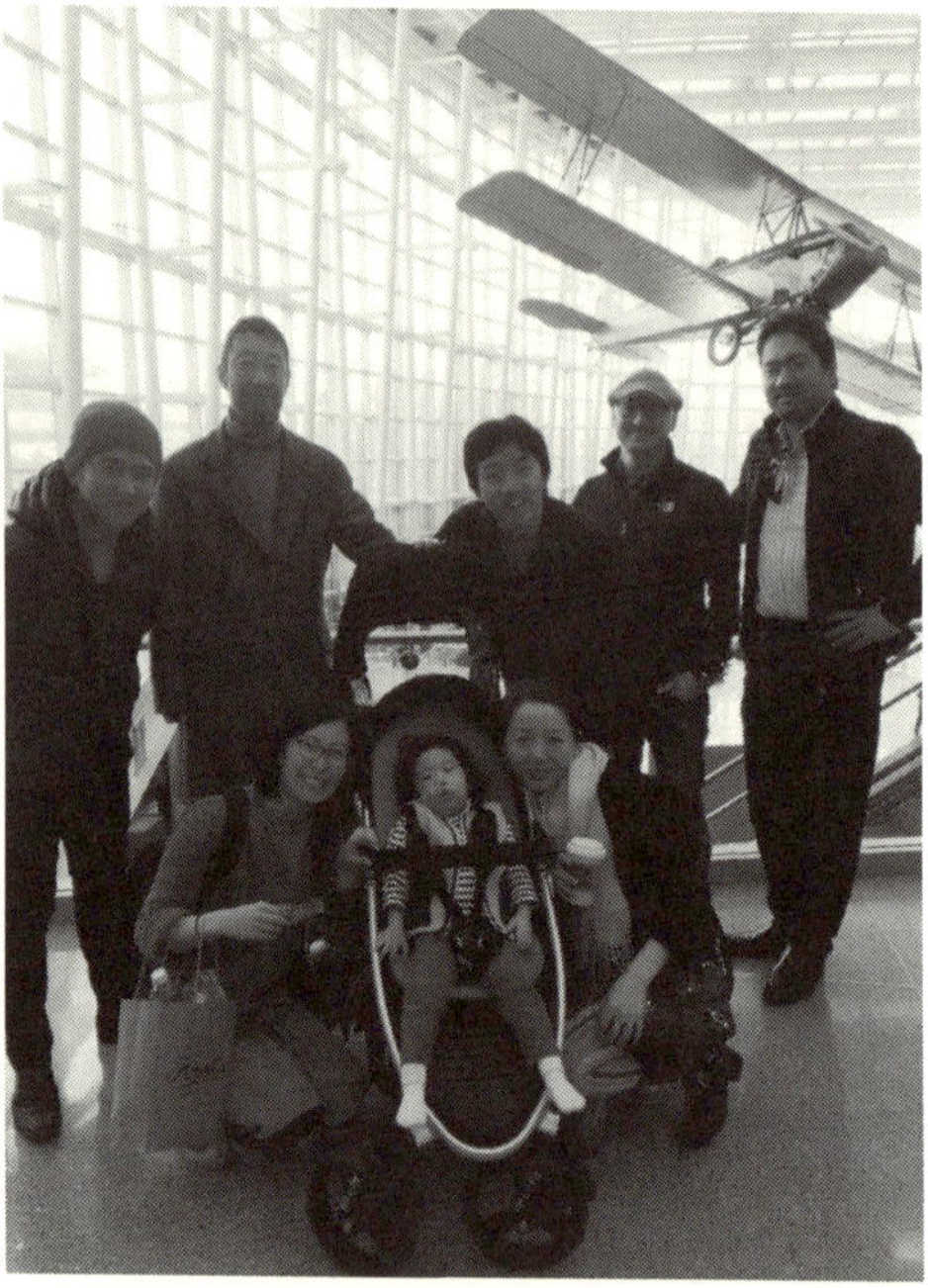

見送りに来てくれた友人たちと
（タコマ国際空港にて：2017年3月20日）

ある時そこでラーメンを買って食べたときに、本当に美味かった。本当にすごいですよね、日本のコンビニって。すべて美味しいですよね。たまんない。その時、日本っていい国だなと感じましたね」

調整のための1週間の入院も無事終わって、ついに「わが家」に三人で戻って来ました。まさに、環ちゃんは「生還《せいかん》」を果たしたのです。パパとママに今の気持ちを聞きました。そこには、ただの日常、「なんでもない日」への驚きと、感謝があったのです。

「私、2年半、家事ということをまったくしてこなかったんですよね。たまちゃんに付き添ってずっと病院で生活していたから。食事も三食ほぼコンビニ。お風呂も病院のシャワーで済ませていました。ずっとそんな生活だったんですよね。それが今は、家族の食事に洗濯、アイロンがけと、家ではこんなにやることがあるのかと改めて驚いています。ですので、一日はあっという間に過ぎていきますよね。でも、それがうれしいんですよね。今は、久しぶりに、そうした感覚を味わっています」

一方、竜馬パパはこう話します。

「振り返ってみると、本当にすごい経験ですよね。ようやく初めて三人での生活がスタートしたんですもんね、ここで。もう、しみじみしてますよ。特別ですよね。やっぱり、本当に……なんでもない日って、僕らにとってはとくべつですよね」

移植はゴールではない

さぁ、このお話もいよいよ残りページが少なくなってきました。さて、あなたは、この環ちゃんのお話をどう感じられたでしょうか？　奇跡の連続に驚かれましたか？　それとも相次ぐ危機の連続に恐怖を覚えられましたか？　一つの出来事にも、さまざまな見方、感じ方、考え方があるのです。

では、この心臓移植の現状について、小児心臓移植の現状について、あなたはどう感じられたでしょうか？　3章の「心臓はがんばる臓器。だからこそ……」で、匿名ではありましたがご登場いただいた小児専門の二人の医師は、この心臓移植に関して、それぞれ改めてこう説明してくれました。

「移植という治療は選択であって、絶対受けてくださいという治療ではありません。それをやるというのなら、それなりの覚悟が必要です。移植をやるにしてもやらないにしても、いずれも後悔が生まれるかもしれません。たとえば、移植手術をしたけれど、合併《がっぺい》症《しょう》ですぐに亡くなってしまう可能性もある。ここまで苦労してたどり着いたのに、結局は救えなかった。そうなれば、移植するという選択は本当に正しかったのだろうかと思うこともあるのです。

そうした起こりうることすべてを覚悟しておく必要があるのが、この移植手術なのです。ただし、今のところは、この方法しかないんです」

「絶対正しい選択肢などない中で、子どもたちが生きること、そして死ぬことも、親御さんたちと、そして医療関係者も一緒に考えていくことだと思いますね。その子がもう大きくなっているのであれば、その子個人とも一緒に考えていくことだと思います。その考えうる一つが移植なんだと思います。

実際、移植を受けてもうまくいかず亡くなるケースもある。それだけリスクも大きい治療法だし。だからこそ、考えてほしいのが、いかにして生きるか、いかにして与えられた命を守っていくか、そして、どういうふうな生き方をしたいかということなのです。常に死ぬことと隣り合わせで生活をしていく医療なのですから」

移植手術は、決してゴールではないのです。ここから再び、家族にとっては、また別の闘いが始まるのです。常にちらつく「死」という言葉。その「死」に対して、目をそらすことなく、逃げることなく、直視していかねばならない闘いが。それだけに、「今を生きる」ということの重要性を知ったと夏子ママも竜馬パパも言います。

「手術後に何が変わったか、ですか？　そうですね、常に感謝すること、そして一日一日を大切にしていこうと思いましたね。自分が働いているときは、漠然と一日は過ぎていってました。しかし今は、私がこうしている瞬間にでも、数多くの病院で手術をしている人もいれば、病気と闘っている人もいる。命の瀬戸際に立たされている人もいるんだろうなと思うと、与えられた命を大事に大事にして生きていく、生きていきたいなと思いますね。たまちゃんがいたずらをして、もう！と怒った後には、でもこれは幸せだから言えることなんだ、忘れちゃいけないことなんだと思いますね」

「考え方はずいぶん変わりましたね。今までは、やっぱり稼《かせ》ぎたいだとか、偉くなりたいだとか、そうした世俗的なことにどうしても執着《しゅうちゃく》しがちでしたけど、さほどそうしたことが気にならなくなりましたね。本当の豊かさって、もっと違うところにあるよなと思うようになりましたね」

——では、その豊かさとは、どこにあると今はお考えですか？

「そうですね。本当の豊かさって、それはこうした普段の日々の中にあるんですよね。ですので、明日死んだとしても悔いがないような生き方をしていこうと思っています」

――それにしても、お二人はよくここまで頑張りましたね。途中で心が折れるようなことはなかったのですか？

この質問には、夏子ママがこう答えてくれました。

「心が折れることはなかったですね。なぜかって？　それは、菫が最期にあげた、振り絞るような声を聞いたからかな。本当に身体が辛い中で懸命にあげたあの声を聞いたから。それ以降もがんばっている子どもたちの姿を数多く見てきたから、私が心折れている場合じゃないと思ったからですね、きっと」

竜馬パパには、最後の質問として改めて菫ちゃんへの想いをうかがいました。

「菫ですか。今、こうやって資料を見返しているんですが、う〜ん、昔の記憶って……う〜ん、消えないですね。時は決して解決してくれませんよね。会いたいなぁと思いますよね。彼女がいたから、環は助かったわけですし。

でもね、菫のようなお子さんはまだこれからも出てくると思います。そういうお子さんをもつご家族のためにも、私たちの経験を語っていかねばならないと思いますね」

では、最後の質問です。

――環ちゃんには、どんなお嬢さんになってほしいですか？

夏子ママはこう答えてくれました。

「まだ発達もゆっくりなので、そんなに全部を理解しているとは思わないのですが、大事に生かされている命なので、大事に生きてほしいですよね。また、これから友達ができたら、その友達を大事にしてほしいと思いますね。そして、20、30年が経って、今の心臓が力尽き、またもう一度心臓移植が必要な事態になった際には、そのときには医療が発達していてiPS細胞なども活用して、国内で移植手術ができればいいなと思いますね。そして、願わくは……」

ここで夏子ママはいったん、言葉を区切りました。

そして、

「願わくは……私たち親よりも、長生きしてほしいですね」

2017年は世界初の心臓移植が実施されてから50年を迎えた節目の年。また、国内でも脳死からの臓器提供を認める臓器移植法が施行《しこう》されてから20年を迎えた年でもありました。しかし、私たちは、その現状をどれだけ理解をしているのでしょうか。臓器移植法施行20年に合わせて内閣府は世論調査を行ないました。その中で「臓器移植に関心がある」と答えた人の割合は56・4パーセントだったそうです。これは2002年に実施された初調査から15年間ほとんど変化がないことを示しています。

さて、あなたはどうお感じですか？

いずれにせよ、ここまでお読みいただき、ありがとうございました。この本を通して、環ちゃんが繋いだ「絆」という輪に、あなたも加わっていただくことを願って、ここで僕はペンを置くことにいたします。もう一度、ありがとうございました。

おわりに――今、思うこと

刺激に満ちたわが家での暮らし

母・夏子

32週での緊急帝王切開によりこの世に生まれた菫と環。

2か月半のNICU、GCU（発育支援室）を経て退院し、毎月のフォローアップ検診では二人の体重増加不良を指摘されながらも、心臓に異常があるとは誰一人思っていませんでした。

しかし、生後6か月になると、長女の菫はミルクを飲んでもすぐに大量に嘔吐《おうと》して、環の倍の速さで呼吸し、頭は冷や汗をかき、活気がなくなっていきました。すぐに病院で診てもらったものの、風邪との診断を受け内服薬で様子見し、改善しなければまた来てくださいと言われました。

けれど、その2日後に菫は、自宅で心肺停止し、救急搬送されました。一時は蘇生により再び心臓が動き出したものの、心不全により270日の生涯となってしまいました。

そして悲しみに打ちひしがれる中、今度は、環が拡張型心筋症であると診断され、ここから長い闘病生活が始まりました。その後の経緯は、この本に書いていただいた通りです。

生後7か月から長期入院をしていた娘にとって、3歳になってからの退院、そしてわが家での生活はきっと刺激に満ちた毎日なんだろうと思います。

補助人工心臓を装着しても、寝たきりの状態が続いていた日々。多くの方々から、たくさんのご支援をいただき実現したアメリカ渡航。そしてドナーの方との巡り会い。

そこから彼女は見違える程元気になり、最近では独り歩きができるまでに成長しました。大好きなお風呂ではしゃぎ、嫌いな食べ物があれば首を全力で横に振り、大好きなジュースを見つければニコニコ近寄り、絵本を読めば目を輝かせながら聞き入る様子は本当に愛おしいの一言に尽きます。

当たり前の毎日を与えていただいた皆さまには本当に感謝の気持ちでいっぱいです。なんでもない日をプレゼントしていただき、本当にありがとうございました。

これから先、感染症や食べ物等、気をつけなければならないことはありますが、娘が元気に過ごしていく、これ以上の幸せはありません。これからも娘が健やかに、そして今日も懸命に命の繋がりを待つ方たちに、希望の光が射すことを心から願っております。

本当にありがとうございました。

「なんでもない日」は最高にたのしい！

父・竜馬

長女・菫の死をきっかけに私たちの長い闘いが始まりました。

絶望の淵《ふち》に立たされていた私たち家族は、救う会のメンバーをはじめ、本当に多くの方たちに支えられながらとても目まぐるしい日々を送りました。

先日初めて自宅で娘たちの4歳の誕生日を迎えることができました。こんなにも心穏やかに娘たちの誕生日を祝えたのは初めてのことでした。環は移植後の免疫抑制剤服用のため、ケーキの生クリームやイチゴなどは食べられません。そこで特別な誕生日ケーキを用意したのですが、まったく口にしてくれませんでした。子どもにはありがちなことです。しかしそれは「なんでもない日」を実感した瞬間でもありました。

本当に多くの人に心を寄せていただき、「なんでもない日」をプレゼントしていただきました。あらためてお礼を申し上げます。ありがとうございました。

恥ずかしながら私自身はこれまで、街で目にする街頭募金は見て見ぬ振りをしてきました。移植医療や臓器提供の意思表示を知りはしていたものの、まったくの無関心でした。因果《いんが》なもので、募金活動中はこの「無関心」に大変苦しめられ

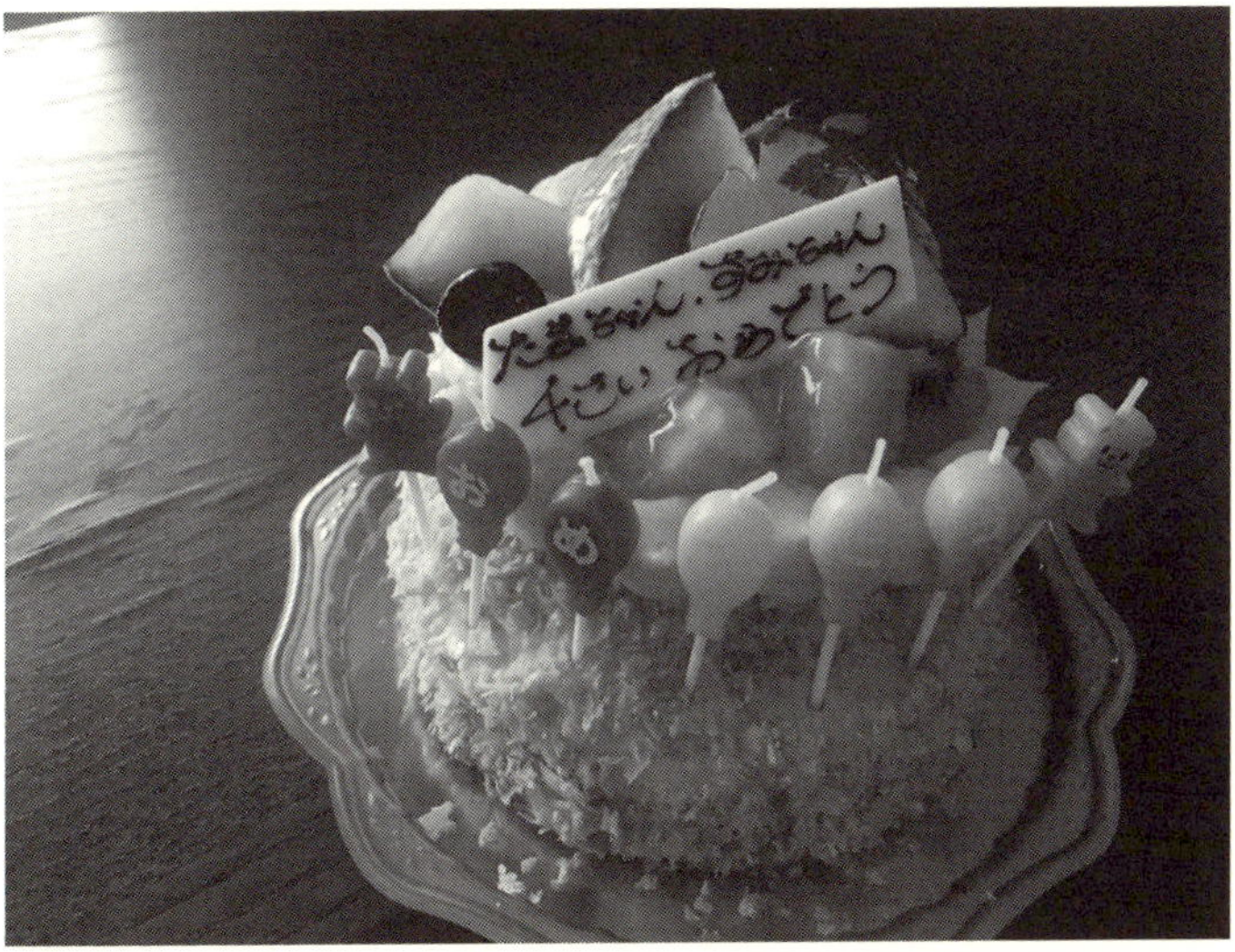

環ちゃん、菫ちゃん 4 歳の誕生日（自宅にて：2017 年 11 月 12 日）

ました。

募金の最中、一度は通り過ぎた小学生のグループが小走りで戻ってきて、大切なお小遣いを募金箱に入れてくれる。猛暑の中、初対面のボランティアスタッフの方が声を枯らし道ゆく人々に、『環ちゃんには時間がないのでなんとか助けてください！』と涙ながらに訴えかける。そんな光景を目にする度に心が震え、自身のそれまでの生き様を恥ずかしく思いました。

過酷な経験であると同時に出会う方、お一人お一人に成長させていただいた、何事にも替えがたいとても貴重な経験でもありました。

応援すること、応援されること。

誰しもが経験してきたはずなのに、いつの間にか忘れてしまってはいませんか。この経験を通じてとても単純で、とても大切なことに気づかせていただきました。

菫の死をきっかけに「命」＝「時間」であることを意識するようになりました。人は誰しも生まれた瞬間に「死」に向かいながら生きていきます。

菫との時間は２７０日でした。６４８０時間。38万８８００分。

もっと彼女の成長を見守っていたかった。もっと彼女といろいろな経験をしたかった。自責の念、後悔の念は消えることはなく、これから先私は死ぬまでずっとこの想いを背負っていくのでしょう。

環が助かったことの裏には、同じくらいの年齢のお子さんが亡くなったという事実があります。どんな理由であれ、また国籍、人種、宗教が異なっても、子どもが親より早く死ぬのはやりきれません。これほど理不尽なことはありません。ドナー家族の悲しみは、私どもも菫を喪《な》くした経験があるだけに痛いほど分かりました。しかしながらドナー家族はその悲嘆の中にあって、見ず知らずの子どものために臓器の提供を思い立ってくださいました。

移植は素晴らしいけれど、「残酷な」医療と言う人もいます。なぜでしょう？　それは、誰かの死の影をそこに見るからです。たしかにそうかもしれません。しかしです。そこで私たちが思いを向けなければならないのは、ドナーあるいはドナーの家族の想いではないかと考えるのです。

私たちはドナーの死、犠牲の上に生きるのでなく、その想いによって生かされているのです。ドナーとそのご家族に繋いでいただいた、「命」＝「時間」を、これから親子共々精一杯生きていこうと思います。

帰国したその年（2017年）は、臓器移植法（「臓器の移植に関する法律」）施行から20周年ということもあり、様々な新聞記事やテレビの特集番組を目にする機会がありました。渡航移植について言うと、だいたいが美談調で「移植できてよかったね」あるいは「移植できずかわいそう」といったものです。渡航移植に至った背景、渡航移植せざるをえない理由などの説明はわずかです。そこを掘下げてほしいと何度思ったことでしょう。

私たち家族としては、やはり移植せずに内科的治療でなんとかなるのであればそうしたかったし、何かいい治療法はないものか溺れる者は藁をつかむ心境で必死に探しました。結局、内科的治療も限界になり、小児用左心補助人工心臓（以下VAD）を付けることになります。移植の国内登録は待機が何年にも及ぶのを知り、国内での移植に見切りをつけました。

絶対に菫に続いて環まで失うわけにはいきませんでした。菫のときは、私も夏子も何もしてやれなかったという思いでした。だから、今度はなんでもやる、海外にも行くとの覚悟で突き進んでいったのです。

やっとの思いでアメリカへ渡ったものの、実はとてもショックなことがありました。シアトル小児病院では移植待機する患者でVADを付けている子などいないという事実でした。つまり、VADを付ける状態になる前に移植に到達できる。VADなど必要としないのです。待機している時間も日本のように何十か月にも及ぶことなどまずありません。

それでは、待機が難しい人は全員アメリカへ行ったらいいのかといえば、やはりそうはいきません。「5パーセント・ルール」（外国からの患者への移植は、その施設が前年実施した数（臓器ごと）の5パーセント内に収める）がありましたし、渡航先は日本の医師とアメリカの医師の個人的な関係により決まるからです。それに、その準備が大変です。日々変化する患者の容体に注意を払いながら、日本とアメリカのスタッフの間で綿密な打合せが何か月にもわたり行なわれていました。多くが日常の業務の合間をぬっての作業です。医師をはじめとした医療スタッフの負担はかなりのものでした。

渡航移植の準備それ自体は、本来彼らが携わるべき仕事ではないのです。彼らは国内での移植を推進する立場にありました。しかし環のように国内で待機していては間に合わない患者もいます。海外に行くしかない状況——それが分かっているから、阪大の医療スタッフは渡航移植の手助けをしてくれたのだと思います。大変な苦労をおかけしているにもかかわらず、嫌な顔ひとつ見せずに準備し送り出してくださったばかりか、帰国後の面倒までみていただき感謝しています。

この経験を通してたくさんの尊い経験をさせていただきました。苦い思いをした経験、肉体的精神的に辛かったこともその一部です。

しかし、私たちの後も何組ものご家族が渡航移植に挑み、同じ苦労を味わっていると思うとやりきれなくなります。国内で移植ができれば、する必要のない苦労や思いをしているからです。

私自身のことでいえば、アメリカで移植ができ、環を無事に連れ帰ったにもかかわらず、心のどこかに引っかかりのようなものをもっていました。それは「できることなら国内で移植をしたかった……」「海外渡航しなくて済む日本であってほしい」ということです。

渡航準備をしていたときに、「こんな状態の子を飛行機に乗せること自体たいへん危険なんですよ」と言う医師に対し黙っているしかありませんでした。移植しか助ける道はないはずなのに、医師がそう言いたくなるくらいに環の状態がよくありませんでした。親としても苦しい選択でした。

繰り返しになりますが、国内の移植こそが患者やその家族が最も望むものであること、海外渡航のリスクは多くの場合で見逃されがちではないかということを申し上げておきたいと思います。

アメリカが5パーセント・ルールの見直しを突如おこなったことに、われわれは危機感を募らせる必要があります。

最後に、この奇跡のような「なんでもない日」をプレゼントしていただき、本当にありがとうございます。多くの皆さんにいただいたこのご恩は、国内移植の明日のために返していけたらと思っております。

「なんでもない日」は最高にたのしいです。

菫、環の生まれてから移植までのあゆみ

2013年	
11月12日	双胎間（そうたいかん）輸血症候群の長女・菫が供血児（きょうけつじ）、次女・環が受血児（じゅけつじ）として誕生 へその緒が環の首に巻き付き二人とも危険な状態であったため緊急帝王切開手術にて取り出される
2014年	
1月30日	NICU、GCUを経て二人とも退院 札幌の家でしばらく過ごした後、夏子の実家である日高町で過ごすことに
6月9日	菫の呼吸が速く、冷や汗をかくなど様子がおかしいので富良野市の病院へ、風邪との診断を受ける

6月10日	菫、お産をした札幌市内の病院で受診するが同じく風邪との診断を受ける
6月26日	再び、札幌市内の病院で受診 やはり風邪との診断を受け、様子を見るよう言われる しかし、心配であったため同日、近所の子どもクリニックを受診 そこで初めて心臓に問題を抱えている可能性を指摘されるが、結局は様子見となる
6月28日	菫、自宅にて心肺停止になり救急車にて札幌市内の病院へ搬送
6月30日	午前2時50分。長女・菫逝去。死因は「急性心不全」
7月1日	NICUの医師より電話があり、環を検査したいので病院へ来るよう言われ採血をする。そこで環にも心臓疾患があることが判明する
7月4日	菫の葬儀
7月7日	環、入院。「特発性拡張型心筋症」との診断が下る
7月下旬	北海道内の大学医学部附属病院へ転院
8月中旬	大阪大学医学部附属病院（以下、阪大病院）より医師が来札し、移植医療の説明を受ける
9月17日	夏子と環のみ、阪大病院へ転院

11月12日	環、1歳の誕生日を阪大病院で迎える

2015年

1月初旬	竜馬も、転勤となり大阪へ
8月	ブロビアックカテーテル®（中心静脈用カテーテルイントロデューサーキット）を首の静脈より挿入し、心臓へ直接強心薬（きょうしんやく）を届ける治療が開始される。しかし、症状は次第に悪化していく この時点で国内の移植待機リストにのる
10月15日	緊急手術にて小児用の左心補助人工心臓、通称L-VAD（以下VAD）を装着
10月20日	海外への渡航移植を決意し、トリオ・ジャパン訪問
10月21日	米国・シアトル小児病院より受け入れ承諾の返事 しかし保証金・デポジット金額が高額すぎたため、値引き交渉に
11月12日	2歳の誕生日を重症回復室で迎える
11月27日	右心（うしん）の動きが弱り始め「完全房室（ぼうしつ）ブロック」と診断される ペースメーカーを植え込むことに

12月2日	シアトル小児病院より条件付きで値引き後のデポジットレターが届く。デポジットは180万ドル（約2億2千万円）
12月30日	「救う会」結成をお願いするために仙台へ大学の友人を訪ねる
2016年	
1月27日	環、ノロウイルス感染。右心不全の進行も顕著化
2月13日	「たまきちゃんを救う会」が発足
3月14日	宮城県庁にて記者会見。各地（仙台のほか札幌市、青森市）で募金活動開始
4月8日	大阪においても募金活動開始
6月30日	菫の三回忌
7月7日	環の右心がまったく動いておらずICU管理になる 医師からは、右室へのVAD装着も覚悟するように言われる
7月15日	大阪府庁にて陳情記者会見 この様子がテレビに取り上げられ、大きな反響を呼ぶ 募金もこの週末の活動で2日間計4時間で400万円に

7月末	募金が目標金額に達成する見込みが立つ しかし、環の症状はますます悪化
8月4日	環、気管切開（きかんせっかい）手術
8月24日	9月7日に関西国際空港出発決定
9月2日	両親、シアトル小児病院の医師、阪大病院の医師の三者でテレビカンファレンス実施
9月4日	7日の渡米は延期に。この時点では渡米の日程は未定
9月5日	出発日は1日遅れの9月8日に決定。救う会も急いでプレスリリースなどの調整に追われる
9月8日	出発直前にポンプの破損が見つかる。機内にて緊急ポンプ交換手術実施。日本出発。日付変更線をまたぎアメリカ時間同日シアトル到着。病院到着と同時にレシピエント登録のためのヒアリングが始まる
9月10日	レシピエント登録手続き完了。同日、ドクターよりドナーが見つかったとの報告。手術の準備に入る
9月11日	心臓移植手術実施。無事成功
9月27日	環、一般病棟に移る
11月8日	環、退院

11月11日　ノロウイルスにて再入院
11月12日　環、3歳の誕生日を病院で迎える
11月15日　退院。しかし、その後も治療やリハビリのためほぼ毎日通院

2017年

3月9日　阪大病院とテレビカンファレンスをし、帰国は同月20日に決定
3月20日　タコマ国際空港より帰国の途に
3月22日　成田国際空港到着
3月23日　伊丹空港到着。そのまま阪大病院へ
3月27日　経鼻（けいび）チューブ離脱。ご飯を食べられるようになる
4月10日　阪大病院、退院
4月26日　大阪府庁にて報告会見
6月30日　菫の四回忌
11月12日　環、4歳の誕生日。初めて家で誕生日を迎えることに

編著者プロフィール

大谷邦郎（おおたに・くにお）

1961年10月3日生まれ。大阪府堺市出身。

1984年神戸大学法学部卒業、同年毎日放送入社。2006年に「特集1179～あの時何が…ＪＲ脱線事故を徹底検証～」で民間放送連盟賞最優秀賞を受賞、2007年には「特集1179～談合・その深さを探る～」で「第44回ギャラクシー賞」（放送批評懇談会）のラジオ部門大賞を受賞。2016年10月末、毎日放送を早期退職。「グッドニュース情報発信塾」を設立し現在に至る。

コンサルタント、セミナー講師、イベントプロデューサーとして活躍、講談作家でもある。

追手門学院大学「笑学研究所」客員研究員。NPO法人DDAC（発達障害をもつ大人の会）監事。

著者に『関西〝唯〟の人～仕事を楽しむ人の図鑑～』（星湖舎、2005年）がある。

URL: https://communication-juku.jimdo.com/

青山竜馬（あおやま・りょうま）

1980年5月25日生まれ。青森県青森市出身。

2004年東北芸術工科大学デザイン学科卒業とともに大手不動産会社に就職。同僚だった旧姓佐々木夏子と2008年結婚。2013年第一子（一卵性双生児の女児２人）に恵まれるものの、長女菫が生後270日に「急性心不全」で急逝。その後、次女環が「特発性拡張型心筋症」と診断され、大阪大学医学部附属病院に入院治療のため大阪へ移り住む。

2015年10月渡航移植を決意、2016年２月に設立された「たまきちゃんを救う会」の支援を得て（募金総額３億２千万円）、2016年９月８日渡米。渡米して３日目・移植待機リストに登録したその日に臓器提供を受けることができた。移植後２回の脳出血を経験するも2017年３月22日無事帰国、現在に至る。

2018年２月、前年８月に亡くなった野村祐之会長の後を受け、国際移植者組織トリオ・ジャパン会長に就任。

URL: http://www.sepia.dti.ne.jp/trio/index.html

なんでもない日は　とくべつな日
―渡航移植が残したもの―

2018年7月20日　初版第1刷発行

著　者　　大谷邦郎／青山竜馬
協　力　　国際移植者組織トリオ・ジャパン
発行所　　株式会社はる書房
〒101―0051 東京都千代田区神田神保町1－44 駿河台ビル
電話・03－3293－8549　FAX・03－3293－8558
http://www.harushobo.jp
郵便振替　00110－6－33327

校　正　　COSMIC（角田優子）
組　版　　エディマン（原島康晴）
装　画　　磯村仁穂
装　幀　　デザイン事務所ペイジ（土澤 潮）
印刷・製本　中央精版印刷

ISBN978-4-89984-171-5